2021年第一批四川省省级科技计划项目科普作品创作类《传染病简史系列丛书》
（立项编号2021JDKP0074）

探寻疫苗：人类医学史上的伟大发明

祝小平　漆琪　敬崙淋　王卓⊙主编

四川大學出版社
SICHUAN UNIVERSITY PRESS

图书在版编目（CIP）数据

探寻疫苗 ： 人类医学史上的伟大发明 / 祝小平等主编. — 成都 ： 四川大学出版社， 2023.4
（传染病与公共卫生科普系列）
ISBN 978-7-5690-6112-3

Ⅰ. ①探… Ⅱ. ①祝… Ⅲ. ①疫苗—普及读物 Ⅳ. ① R979.9-49

中国国家版本馆 CIP 数据核字（2023）第 077512 号

书　　名：探寻疫苗：人类医学史上的伟大发明
Tanxun Yimiao: Renlei Yixue Shi shang de Weida Faming
主　　编：祝小平　漆　琪　敬嵛淋　王　卓
丛 书 名：传染病与公共卫生科普系列

选题策划：许　奕
责任编辑：许　奕
责任校对：倪德君
装帧设计：墨创文化
责任印制：王　炜

出版发行：四川大学出版社有限责任公司
地址：成都市一环路南一段 24 号（610065）
电话：（028）85408311（发行部）、85400276（总编室）
电子邮箱：scupress@vip.163.com
网址：https://press.scu.edu.cn
印前制作：四川胜翔数码印务设计有限公司
印刷装订：四川盛图彩色印刷有限公司

成品尺寸：146mm×208mm
印　　张：3.625
字　　数：70 千字

版　　次：2023 年 5 月 第 1 版
印　　次：2023 年 5 月 第 1 次印刷
定　　价：38.00 元

扫码获取数字资源

四川大学出版社
微信公众号

探寻疫苗：人类医学史上的伟大发明

主　编

祝小平　漆　琪　敬崙淋　王　卓

副主编

刘　宇　马千里　程　刚　周章俊

主　审

周久顺　余文周　郝利新

编委（按姓名拼音排序）

程　刚　四川省疾病预防控制中心

郭璟黎　四川省疾病预防控制中心

郭　杨　四川省疾病预防控制中心

何慧琳　绵阳市中心医院

敬蓊淋　四川省疾病预防控制中心
刘家洁　四川省疾病预防控制中心
刘力进　四川省疾病预防控制中心
刘力铭　四川省疾病预防控制中心
刘　宇　四川省疾病预防控制中心
吕佳君　四川省疾病预防控制中心
马千里　四川省疾病预防控制中心
漆　琪　四川省疾病预防控制中心
秦　涌　四川省疾病预防控制中心
王李一　四川省疾病预防控制中心
王　木　绵阳市中心医院
王　卓　四川省疾病预防控制中心
杨艾茜　成都医学院
杨　菲　四川省疾病预防控制中心
张　恺　四川省疾病预防控制中心
赵家俊　四川省疾病预防控制中心
周　倩　四川省疾病预防控制中心
周章俊　四川省疾病预防控制中心
祝小平　四川省疾病预防控制中心

目录
Contents

第一章　健康守护者——免疫系统

导读

为什么手指割伤后伤口流血肿痛，但最终会愈合？为什么患了严重感冒，会发热头痛，全身没有一点力气，但大多会自愈？为什么每时每刻数不清的细菌、病毒试图侵入人们的身体，但大多数人没有因此生病或者死去呢？

一、免疫系统——沉默的清道夫

在正式进入话题之前，我想请大家想象下列情景：一个可爱的婴儿呱呱坠地，伴随着全家人的欢欣。他/她脆弱又可爱的样子让家人特别关注，每个动作都牵动着家人的心。几年后，小宝贝要上幼儿园啦，学习和其他小孩交朋友，学习怎么过马路，知道了饭前便后要好好洗手，等等。再过几年进入了青春期，他/她的身体逐渐变得健美强壮，讲话的神态和内容也大变样，开始有了“小大人”的样子。接着是生命全盛的青年和中年时期，他/她学会处理各种纷扰复杂的事情，平静自己的内心，探索和追求生活的意义。到了老年，衰老和疾病成为不可避免的话题，医保卡上的钱消耗得快多了，几个老朋友时常聚在一起聊聊天，打听最近是否有新的有效的保健方法，哪里有药到病除的医生……

人的一生转瞬即逝，在短暂平淡的人生中，我们尽自己所能去适应、改变所处的世界。是谁在背后默默保护着我们，让我们中的大多数人不会因为疾病停下向前的脚步？

答案是免疫力和免疫系统。

什么是免疫系统？如何增强免疫力？

接下来我们将用尽可能有趣的语言来解开大家的疑惑。

二、免疫力和免疫系统

随着对自然界的深入研究，我们发现除了人类、动物、植物，还有很多微小生物，它们的数量和存在时间都远远超过人类。其中一些微小生物以进入动物体内，侵占和抢夺生存资源为生，并在动物体内发动生化攻击，这种凶狠厉害的微小生物，我们称为病原微生物，也叫病原体。它们可以通过咳嗽的飞沫、消化道的排泄物、密切接触在人群中传播，让更多人病倒，导致传染病发生。免疫力正是我们抵御病原微生物的能力。

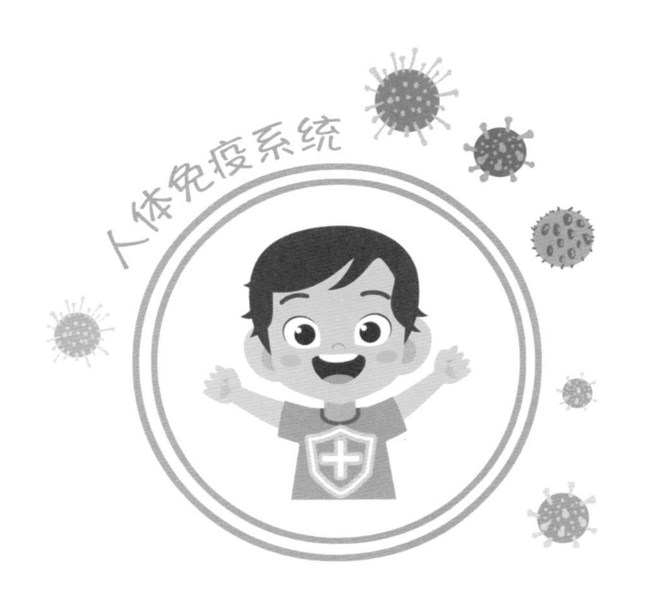

系统是同类事物按照一定关系组成的复杂整体，免疫系统自然也是极为复杂的。医学发展至今，在很多方面有了了不起的成就，但人们对免疫系统的了解还不全面。目前的研究发现，免疫系统由免疫器官、免疫组织、免疫细胞、免疫分子构成。人体有固有免疫系统和适应性免疫系统两个渐次递进的主要防疫部署。免疫系统除了能抵御外界病原微生物，还能及时清理体内异常、有害的细胞（比如肿瘤细胞）和衰老、坏死的细胞。免疫系统与神经系统、内分泌系统一起形成重要的神经–免疫–内分泌调节网络，维持生物体内环境稳定。免疫系统也在不断“学习”并适应外界环境，维护机体的健康。

三、免疫系统是如何思考的

免疫系统是极其复杂的，当前我们对免疫系统的作用机制还没有研究透彻，仍有很多未解之谜。我们只能根据目前掌握的免疫系统知识来描述其运作机制，并且希望读者能体会免疫系统的庞杂精妙。当然，作为人类，我们最擅长的是换位思考——这是突破思维局限、解决争端的终极武器。对于免疫系统，我们不妨也换位思考一下，把自己想象成免疫系统。那么，我们需要考虑什么问题呢？

作为免疫系统，面对身体内外的不同访客，我们有不同的待客之道。细菌、病毒、寄生虫甚至我们自身失控的肿瘤细胞等，试图渗入身体五脏六腑，然后在那里安营扎寨、繁衍生息。对此我们需要奋起反抗，保护身体不受这些病原体及其他有害因素的侵害。但对于身体里数以万亿计的生活在消化道、呼吸道等场所的相对友好的细菌，对于每天进入的空气、食物等，对于准备孕育的小生命，我们是不能随便排斥和伤害的。

病原体的构造不同，进入身体的方式不同，对身体的伤害和利用方式不同，采取的针对性措施就应该有所区别。

病原体的恶行

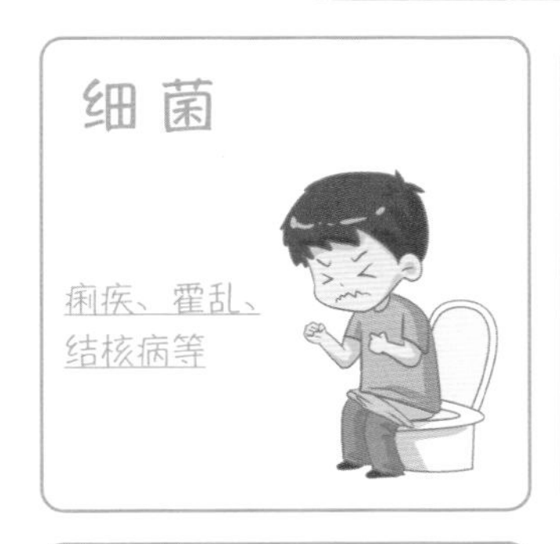

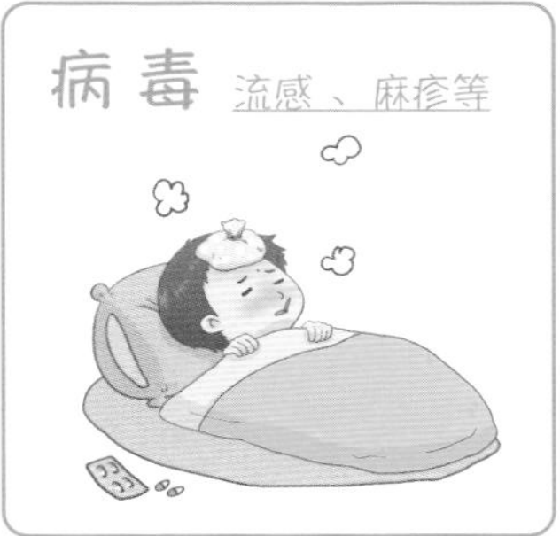

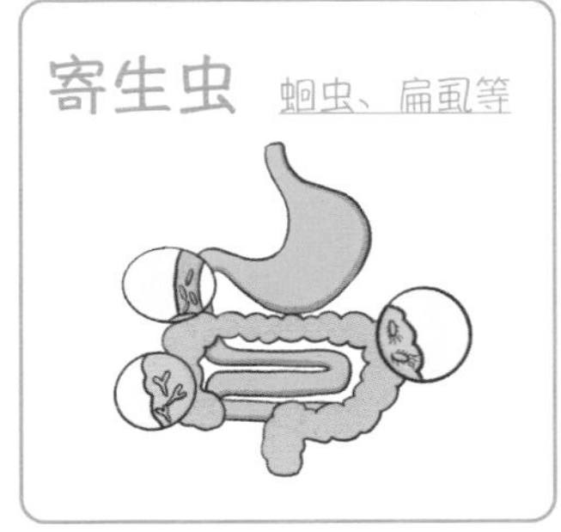

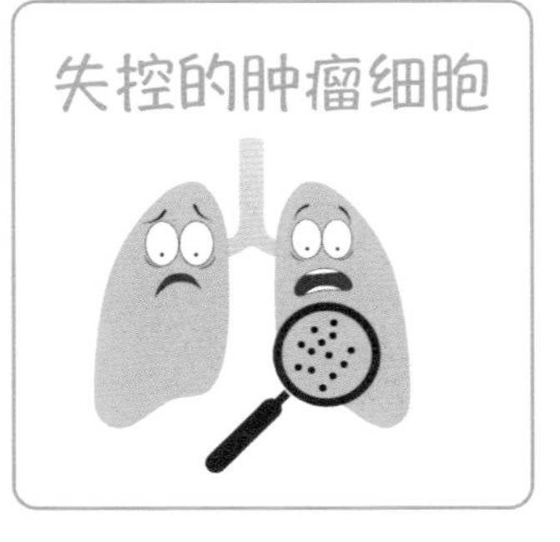

我们还具有超强的记忆力，对于入侵过的病原体，我们要一一记下，再次遇见时可以快速反应；而对于从没有遇到过的侵略者，我们要尽量快速地做出反应，但又不能反应过度，以免影响身体正常运转。

看到这里，你有没有觉得我们免疫系统实在是很棒？我们要应对日常生活中的各种“入侵”。我们对每一种威胁做出针对性反应！当然，我们也可能犯错。比如若病原体十分强大，我们就应付不过来，应答的速度赶不上病原体繁殖的速度，人们就会生病，等我们缓过劲儿来了，人们就会康复；若病原体实在太强大了，我们也可能无能为力，人们就无法康复，走向死亡。有时候，我们自己反应出错或是力度过大，也可能会使人们患上自身免疫性疾病。当然，大多数时候，我们都能够做出准确有效的判断和反应，为人们保驾护航！

免疫系统在记忆

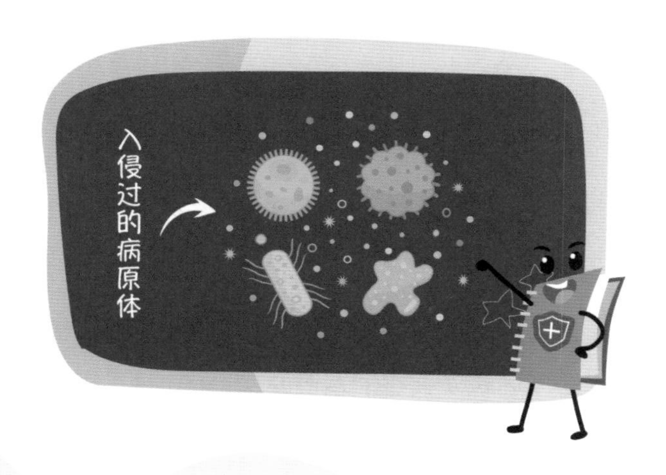

四、免疫系统是如何工作的

思考妥当后，我们免疫系统作为行动派，接下来就要开始实战，毕竟我们面对的环境复杂多变。下面说说我们和病原体的遭遇战吧。

（一）与病原体刚交手的时刻

作为尽职尽责的免疫系统，我们要把抵御病原体这事儿想得尽可能周全。

我们的日常生活环境比起很多年前好多了，但皮肤接触到的东西和呼吸进来的空气中还是有很多微小生物，其中不乏会让人生病的种类。皮肤是最大的免疫器官，是抵御病原体的主要屏障。皮肤的多层上皮细胞能形成致密可靠的物理屏障，在完好的状态下能阻挡绝大部分的病原体。病原体在皮肤表面定居下来，靠着皮肤分泌的油脂和外界的营养，可以勉强存活，不会给人们惹太大麻烦。

就这样结束了吗？不，人体内温暖的环境、丰富的营养时时刻刻都在吸引着病原体。所以当机会到来时，伺机而动的它们绝对不会放过。比如皮肤破了一个口子，这是病原体溜进身体的绝佳时机。但人们并不惊慌，这种小麻烦太常见了。固有免疫系统这支先遣部队身经百战，处理这种“小规模暴乱”是游刃有余的。

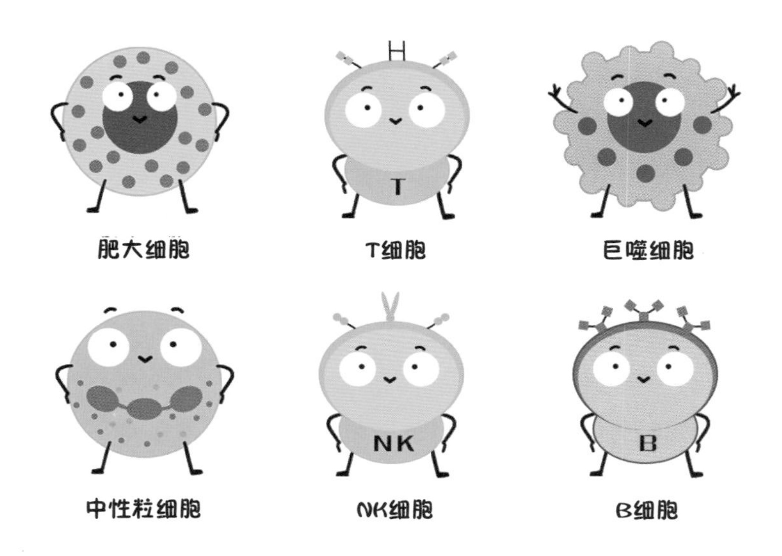

进入身体的病原体刚想松一口气，就发现固有免疫细胞和分子早就严阵以待。首先出场的是定居在各种组织的大家伙——巨噬细胞。它伸出长长的触角，触角上有一种可以感应到病原体存在的感受器（模式受体），一旦感应到病原体，比如细菌的细胞壁、遗传物质甚至鞭毛上的微小部分，就会迅速激活。巨噬细胞一旦被激活，一方面通过移动自己硕大的身躯来包围吞噬细菌等病原体，将它们困在自己体内的一个空泡中。刚开始空泡中的病原体没有任何异常，可是随着它们在这个空泡里不断代谢并排出排泄物，空泡里的酸度越来越高，最终导致病原体死亡。

就算病原体能在自己的排泄物中勉强活下来，接下来巨噬细胞自身呼吸产生的毒性物质也会被吸收进这个空泡中，将病原体肢解分离。另一方面，如果病原体太过强大，巨噬细胞会迅速合成信号分子等来召唤其他免疫部队前来战场。血液中的巡回军队——中性粒细胞收到信号分子的召唤后，会大量巡游并聚集到被感染部位，吞噬杀灭细菌。

这是一场残酷的战斗，细菌等微生物、战斗中牺牲的中性粒细胞都变成了黏糊糊的脓液。此外，被激活的肥大细胞也会通过脱颗粒方式来释放自己的力量。身体里的补体系统像搭建俄罗斯方块，通过堆积消解，在被感染细胞上形成一个打孔器，通过在细胞上钻个洞，让细胞与在里面生活的病原体同归于尽。

如果溜进身体的是病毒，固有免疫系统会做出不一样的反应。比起细菌，病毒更小、更脆弱，离了细胞便不能存活，所以它进入身体后的第一个念头就是找个细胞钻进去，挟持并命令这个细胞复制自己的遗传物质，制造自己的蛋白质外壳。通过将遗传物质和蛋白质外壳组装起来，病毒克隆了很多个自己，随后便倾巢冲出被感染的细胞去感染别的正常细胞。面对病毒这个险恶的敌人，被入侵的细胞会拉响警报，比如减少自己表面的MHC1类分子的数量，一旦这类分子的数量减少，在身体里巡逻的NK细胞（自然杀伤细胞）就会受到信号刺激，激发战斗欲望。它便附着于这个细胞的外壁，通过打洞杀灭细胞或是诱导细胞自杀从而消灭病毒。此外，巨噬细胞、淋巴细胞分泌出干扰素阻止病毒繁殖和扩散，各个白细胞通力合作，完成歼灭病毒的任务。

（二）病原体势如破竹之际

固有免疫系统绝大多数时候都能摧毁病原体的入侵计划，但若病原体数量特别巨大，或者进化出了针对固有免疫系统的逃逸战术，则会让固有免疫系统无力应对。此时病原体已经损伤了不少细胞，更有其他细胞面临危难，适应性免疫系统就必须登场了。适应性免疫系统可以针对病原体做出具有特异性的、更强劲的精准打击行动，是比固有免疫系统更厉害的战队。

在病原体侵犯身体之初，固有免疫细胞如巨噬细胞会将吞噬后的病原体残渣——主要是病原体身上的关键信息（抗原），通过特殊的受体MHC2类分子呈递出来，等待血液中巡逻的适应性免疫系统来接收感染的信息。适应性免疫系统把固有免疫系统呈递上来的信息进行充分分析，为接下来的战役做好准备。但这个过程比较慢，至少得花4天时间。

免疫系统保护机体
免受病原体侵害
免疫
强
免疫
弱

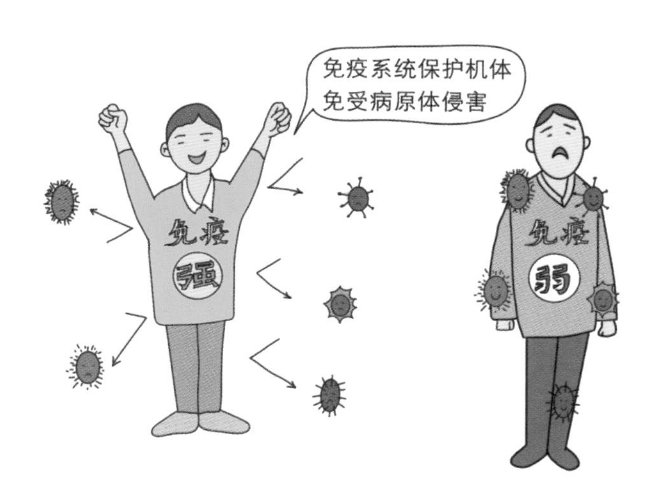

来源于胸腺的T细胞和来源于骨髓的B细胞是适应性免疫系统的两支威武之师，激活之后分别成为效应T细胞和效应B细胞，各自发挥重要作用，但又相互协作。

激活后T细胞分化为具有辅助功能的T细胞（Th细胞）或者具有杀伤功能的T细胞（Tc细胞）。Th细胞被激活，便开始大量增殖，发展出自己的同类，产生独特的记忆；同时它会激活B细胞，从而大量生产名叫“抗体”的物质。Th细胞会加强刺激之前提到的固有免疫细胞发挥作用，如巨噬细胞更卖力地吞噬、肥大细胞脱更多的颗粒、自然杀伤细胞更疯狂地杀敌。Th细胞还刺激Tc细胞展开行动，等等。反正这是一个不好惹的厉害家伙，可起到协同作战、启动绝杀武器的作用。

B细胞被激活后转移到淋巴结里，经过一系列的改造，最后分化为浆细胞。浆细胞能大量分泌多种抗体。抗体是类似“Y”形的蛋白质，随时伸出手臂准备拥抱。一旦抗体对病原体展开“死亡拥抱”，就会让病原体无处遁形，它会牢牢抓住病原体，激活补体系统溶解病原体或者受感染的细胞，调节固有免疫细胞，增强对病原体的吞噬作用等，从而消灭病原体。不同特性的病原体，可以刺激机体大量产生与其相契合的抗体来更好地结合。这称为抗体的特异性，临床上也用来鉴别不同病原体的感染。

适应性免疫系统参战后，人的身体会比较难受，局部的红、肿、热、痛（固有免疫反应）会扩大为发热、流涕、头晕、肌肉疼痛等全身症状。但黎明终究会来临。成功消灭来势汹汹的病原体后，免疫细胞功成身退，免疫系统精简编制，恢复最初的建制，身体也恢复了健康。

（三）抗击感染的收尾

前面讲到，一旦病原体被消灭，厉害的T细胞、B细胞会“解甲归田”，它们会给这场声势浩大的战役留下记忆的种子（记忆T细胞和记忆B细胞）。拿记忆B细胞来说，在同种病原体再次侵入身体时，哪怕是比第一次更少量，免疫反应的速度也会更快，分泌的抗体数量也更多，持续的时间也更长，与病原体特殊成分的结合力也更强，如此一来，处理这种病原体就轻而易举了，这正是疫苗能增强免疫力的原因所在。不过遗憾的是，有的记忆细胞寿命很短，随着记忆细胞死亡殆尽，这种免疫效应无法持续下去。也有一些传染病是一次患病终生不得，比如麻疹、水痘，原因是相应的记忆细胞寿命特别长。

（四）了解较少的黏膜免疫

人体除了皮肤，还有一些和皮肤在结构上有很大不同的表面组织。看看你的口腔内壁，还有鼻腔、眼睑，这些湿漉漉的光滑表面是黏膜，其存在于消化道、呼吸道和泌尿生殖系统与外环境相通的界面，是与病原体直接接触的地方，大多数的感染源头在这里，黏膜的局部免疫反应是非常关键的。

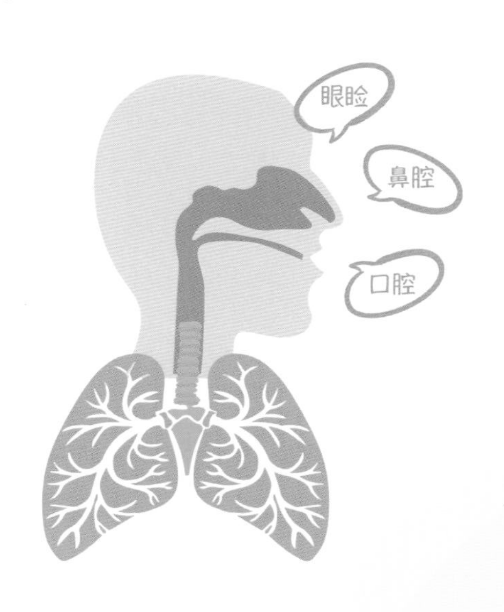

黏膜具有与皮肤完全不同的生理功能。部分消化道需要接触食物，部分肠道里生活着对人有益的细菌。黏膜经常应对各种外来刺激，既要对有益的成分耐受，又要对有害的成分进行清理，小规模的冲突是日常事件，相应的格挡技术（屏障组织）和反击策略便不如前述的免疫反应那么简单直白。

黏膜上皮组织分泌多种防止病原体入侵的蛋白质，黏膜上皮细胞间连接也非常紧密，能将一些大的病原体阻挡在外。胃酸能够把进入胃里的病原体给腐蚀掉，肠道的蠕动和呼吸道里的纤毛摆动能把病原体清理出体外。比起皮肤单纯的物理阻挡，这是不是更加厉害？

日常冲突不断，光靠固有免疫系统来应对确实力不从心，相对有战斗力的适应性免疫系统经常来协助，但此处免疫反应不会太剧烈。以肠道的局部黏膜免疫反应为例，在黏膜表面的屏障作用失效时，肠道的固有免疫细胞区别肠道共生菌和致病菌后，分泌防御素（能穿透细菌胞膜和阻断病毒感染细胞）和多种细胞因子对抗致病菌，肠道的适应性免疫细胞也较快地被激活，黏膜T细胞追杀病原体，黏膜B细胞分泌抗体，精准快速地歼灭病原体。

病原体和免疫系统之间的战斗是非常胶着激烈的。病原体会想方设法逃逸免疫，免疫系统则持续进化出更有效、更精准的免疫反应。

注意：充足的睡眠、愉悦的心情、规律的锻炼可以增强免疫力。除此之外，还有一个非常重要的方法——注射疫苗。注射疫苗可以有效增强对传染病的免疫力。

参考资料：

曹雪涛.医学免疫学［M］.9版.北京：人民卫生出版社，2018.

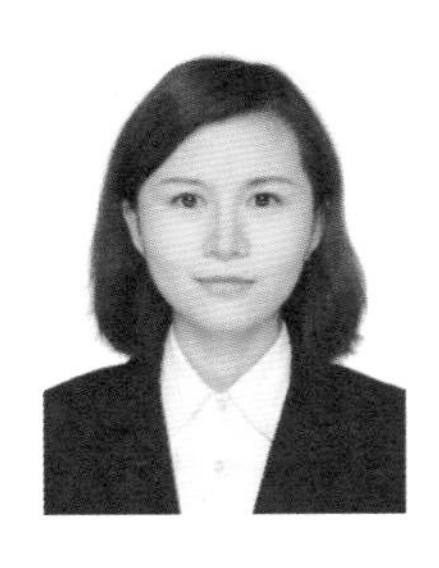

作者简介

刘力进　医师
四川省疾病预防控制中心免疫规划所

第二章　最善良的“骗子”——疫苗

导读

疫苗对人类健康的影响再怎么赞美都不为过，因为除了安全饮水，只有疫苗在降低死亡率和促进人口增长方面有如此重大的贡献，甚至连抗生素也无法与之匹敌。

一、疫苗的历史与发展

人类的进化和文明的发展，始终伴随着人与疾病的斗争。在不断的医学实践中，人们发现了抵抗瘟疫的利器——疫苗。

（一）疫苗的出现

首个疫苗的出现和天花这种古老的传染病有关。天花是三大烈性传染病之一，在全球不定期暴发流行，可导致流行区域1/3至1/2人口死亡，曾在地球上横行了3000多年。疫苗的出现，让这个疾病在全世界彻底销声匿迹。1979年10月26日，世界卫生组织（WHO）在肯尼亚首都内罗毕宣布：全世界已经消灭了天花。

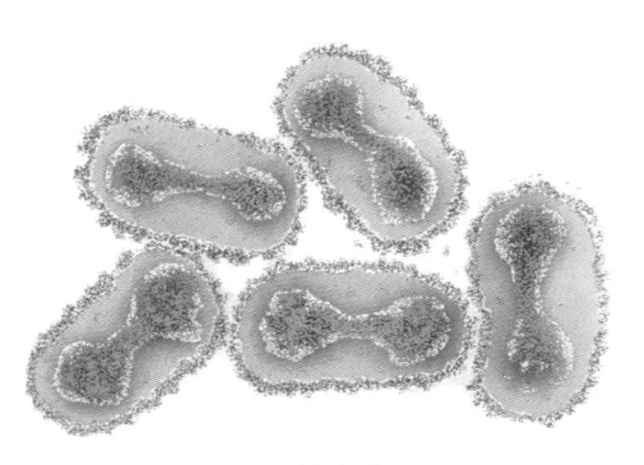

天花病毒

中国是世界上最早采用人工免疫预防天花的国家。早在唐朝和宋朝，中国人民就学会用一种“以毒攻毒”的方法来预防传染病。

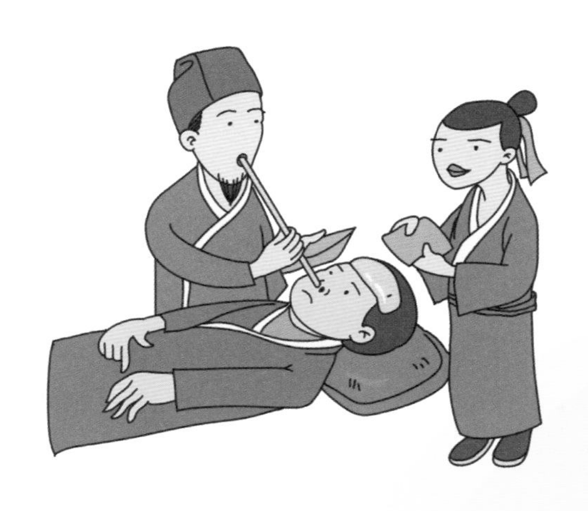

清政府组织编写的医学著作《医宗金鉴》中列举了三种预防天花的方法：①将天花患者的痘痂研磨成细粉后塞在棉花里，再放进健康人的鼻孔；②直接将痘痂粉吹进健康儿童的鼻孔里；③让健康儿童穿几天天花患儿的内衣等。这表明人痘法（待天花脓疱中的脓液干燥后接种人体皮肤）预防天花已得到当时官方认可并用于疾病预防。

在16世纪的印度，婆罗门教徒也通过定期接种人痘来预防天花。

1774年，英国的奶牛饲养员本杰明·杰斯蒂（Benjamin Jesty）偶然发现了挤奶女工在接触了患牛痘的奶牛后不会感染天花。他据此推断，如果主动感染（接种）一种危害较小的疾病（牛痘），可以预防另一种有严重危害的疾病（天花）。于是，他试着接触了牛痘，然后惊奇地发现他竟然获得了对天花的免疫力，由此他成为英国第一个疫苗受种者。接着他又大胆地给自己的妻子和两个孩子接种牛痘，他们都没有再受到天花的影响。特别是他的2个儿子在15年后仍然具有免疫力。

真正推广牛痘接种的是爱德华·詹纳（Edward Jenner）。1798年，他在《科学》杂志上发表了论文，证明了牛痘可预防天花，并首次以“vaccination”命名疫苗接种（vac来源于拉丁文vacca，牛）。此时的医学界逐渐认识到接种一种相对较弱动物疾病（牛痘）来预防天花的意义。

自爱德华·詹纳以后，人类进入了疫苗时代。随着生物学的发展以及科学技术的进步，多种病原微生物相继被鉴定和培养，越来越多的疫苗进入了人们的视野。

拓 | 展 | 阅 | 读

你知道吗？据记载，清朝的顺治皇帝、康熙皇帝等都得过天花。连皇帝都得过，更别说平民百姓了，可见天花的威力有多大。

（二）19世纪疫苗的发展

19世纪，给后世带来深远影响的经典疫苗——减毒活疫苗和灭活疫苗诞生了。1822年12月27日，大名鼎鼎的路易斯·巴斯德（Louis Pasteur）在法国东尔城诞生。像牛顿开辟出经典力学一样，巴斯德在微生物领域创立了一整套独特的微生物学基本研究方法。巴斯德一生进

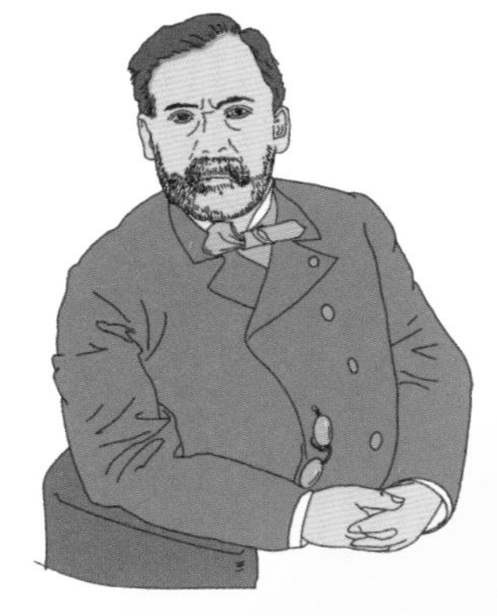

路易斯·巴斯德

行了多项探索性研究，取得了重大成果，他是19世纪最有成就的科学家之一。

巴斯德一直致力于用更安全、更不容易传播其他疾病的方式来取代人传人（或动物传动物）的接种方式。1878年，他获得了一种鸡霍乱培养物，他一直想通过繁殖这个培养物来制备疫苗，但是这个培养物毒性太大，数次试验都失败了。一个偶然的机会，他发现把微生物长时间暴露在酸性条件下能够使其减毒，于是他试着将高毒力鸡霍乱弧菌接种于19只未经免疫的鸡和8只用酸性培养物免疫过2次的鸡，结果8只免疫过的鸡全部存活，大多数未经免疫的鸡却死亡。经过数月高强度的研究，最终在1880年2月他成功研制了鸡霍乱活疫苗，并将其命名为“vaccine”（疫苗）。后来，巴斯德又通过高温培养炭疽杆菌，制备了人工减毒炭疽活疫苗，成功预防了牲畜炭疽病的发生。他还将狂犬病病毒在兔脑中传代获得了减毒活疫苗，通过接种一个已被狂犬咬伤的男孩，证实其可成功预防狂犬病。巴斯德关于鸡霍乱、炭疽和狂犬病的疫苗的研究，标志着一个全新的疫苗研发时代的到来。

拓 | 展 | 阅 | 读

目前我国免疫规划程序里的麻疹腮腺炎风疹联合疫苗属于减毒活疫苗，效果非常好，可以成功预防麻疹、流行性腮腺炎和风疹三种疾病。而且国家免疫规划程序里的疫苗都是免费的，家里有小宝宝的家长们，别忘记及时带孩子去接种哟！

在“巴斯德们”如火如荼地研究减毒活疫苗的同时，美国的科学家正在研究灭活疫苗。灭活疫苗就是老百姓说的死疫苗。1886年，美国的两位科学家丹尼尔·艾默尔·沙门（Daniel Elmer Salmon）和西奥博尔德·史密斯（Theobald Smith）发表了他们关于灭活猪霍乱疫苗的研究成果。他们用加热处理的微生物悬液免疫鸽子以预防疾病。德国科学家理查德·菲佛（Richard Pfeiffer）和维赫姆·科尔（Wihelm Kolle）、英国科学家阿姆洛斯·莱特（Almroth Wright）则分别独立开展了对伤寒灭活疫苗的研究，并取得了成果。1894年，在明确了鼠疫耶尔森菌是鼠疫病原体后，正在印度从事疫苗研究的瓦尔德马尔·哈夫金（Waldemar Haffkine）研究出了鼠疫灭活疫苗，而他自己也成为新研制的鼠疫灭活疫苗的第一个受种者。恰逢当时的孟买正暴发腺鼠疫，随后几周内，8000多人接种了该疫苗，哈夫金被当地人视为英雄。至此，人类已成功研制了伤寒、鼠疫和霍乱的灭活疫苗。

（三）20世纪疫苗的发展

20世纪初期，大多数疫苗的基本概念如抗体、主动免疫、被动免疫等已产生，疫苗学的理论基础继续得到完善。减毒活疫苗（牛痘疫苗、狂犬病疫苗）和灭活疫苗（伤寒疫苗、鼠疫疫苗和霍乱疫苗）均已投入使用，并且开始积极向大规模人群推广。在1899年的第二次布尔战争中，英国科学家阿姆洛斯·莱特提议给英国军队大规模接种伤寒灭活疫苗，但却遭到拒绝。后果是灾难性的，英国军队共约58000人感染伤寒，约9000人死亡。之后在阿姆洛斯·莱特的坚持下，战争委员会针对伤寒灭活疫苗开展了大规模试验，结果显示，该疫苗具有极好的效果。阿姆洛斯·莱特的建议终于得到了认可，他也因此被封为爵士。到了第一次世界大战，伤寒灭活疫苗虽未被强制接种，但已经在英国军队中普遍使用了。

到了20世纪上半期，新的减毒活疫苗继续登场。这个时期科学家培养出了结核病疫苗，也就是大家现在所熟知的卡介苗。它是狂犬病疫苗之后另外一种人用减毒活疫苗。法国科学家阿尔伯特·卡默特（Albert Calmette）和卡米尔·盖林（Camille Guerin）用一株分离自牛身上的结核分枝杆菌在含胆汁、马铃薯和甘油的培养基中经13年230次传代，最终获得了减毒活疫苗株。该疫苗于1921年在儿童身上进行临床试验，6年后正式投入使用。

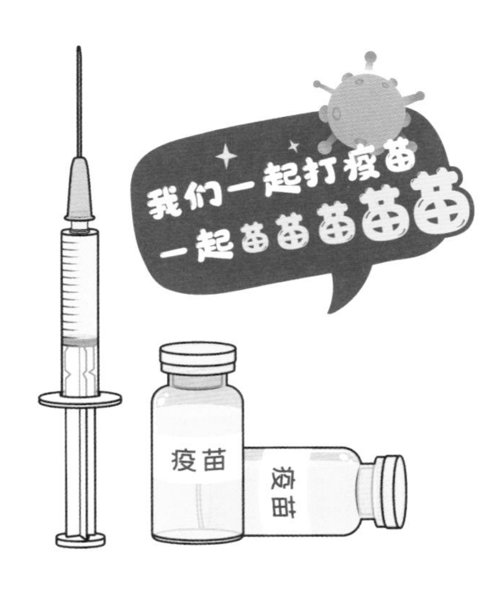

随着细胞培养技术的革新，20世纪下半期是疫苗发展的黄金时期。最著名的当属脊髓灰质炎疫苗。脊髓灰质炎俗称小儿麻痹症，作为一种致残传染病，对儿童危害很大。在疫苗出现以前，严重的脊髓灰质炎患者甚至要终身住进冰冷的呼吸机（俗称“铁肺”）里才能维持呼吸。自20世纪30年代脊髓灰质炎病毒被分离后，对该疫苗的研究开始兴起。第一种口服脊髓灰质炎活疫苗（OPV）是由一变异毒株在小鼠内培养制备而成，1950年该疫苗被用于人体试验。第一个灭活的3价脊髓灰质炎疫苗（IPV）是由美国科学家乔纳斯·索尔克（Jonas Salk）用细胞培养技术研发的，后称之为Salk疫苗，获批时间是1955年。1938

年，美国总统富兰克林·罗斯福创建了小儿麻痹症国家基金会，众所周知，这位总统本人是一位小儿麻痹症患者。该基金会在脊髓灰质炎疫苗的研究中发挥了重大作用，之后关于Salk疫苗的大部分研究以及1954年进行的超大规模临床试验都是由该基金会赞助。这个超大规模临床试验是历史上第一个真正意义上的临床对照研究。在本次试验里有42万儿童接种了Salk 疫苗，20万人注射了安慰剂，120万人什么也没有注射。1955年4月12日，临床试验的结果揭晓，疫苗是有效的，该疫苗很快得到批准，数日内就有6家公司被授权生产这种疫苗。

但是仓促开始的疫苗生产导致疫苗受到污染，最终造成260例脊髓灰质炎病例，包括疫苗受种者及其家人或社区接触者。这一事件导致美国停止使用脊髓灰质炎疫苗，直到后来找到了问题可能的根源。查明事实后，疫苗生产增加了一道额外的过滤工艺，增加了更严格的安全性试验，保证疫苗顺利安全地生产。尽管Salk疫苗很成功，但科学家仍然没放弃继续研制脊髓灰质炎的减毒活疫苗，他们认为减毒活疫苗的效果可能更好，会产生更持久的免疫力和对疾病的更强抵抗力。1960年，美国科学家阿尔伯特·沙宾（Albert Sabin）研制的脊髓灰质炎减毒活疫苗在美国得到批准，后称之为Sabin疫苗。由于这些疫苗的使用，脊髓灰质炎最终在西半球被消灭。

继消灭天花之后，消灭脊髓灰质炎是世界卫生组织在全球范围内拟定的第二个宏伟目标，让我们拭目以待。

拓 / 展 / 阅 / 读

中国疫苗的发展是从20世纪初开始的。1919年3月，北洋政府在北京成立中央防疫处，于1946年迁入天坛后更名为中央防疫试验处，主要负责生物制品生产和相关传染病的研究。新中国成立后，国家合并调整生物制品机构，建立直属国家卫生部的6个生物制品研究机构，即长春生物制品研究所、北京生物制品研究所、兰州生物制品研究所、成都生物制品研究所、武汉生物制品研究所及上海生物制品研究所，并成立卫生部生物制品检定所。改革开放后，中国生物制品生产和使用不仅在数量上迅速增长，在质量上也有很大提升，并且获得了世界的认可。中国除有能力提供国内所需要的疫苗外，还出口乙脑减毒活疫苗、狂犬病疫苗等。戊型肝炎疫苗、Sabin IPV灭活疫苗和肠道病毒71型病毒疫苗为全球首创。

（四）21世纪疫苗的发展

进入21世纪后，随着科学技术的发展，疫苗研制和生产技术也随之提升。多种生产工艺生产的疫苗层出不穷。除了传统的减毒活疫苗和灭活疫苗，还有蛋白疫苗、多糖疫苗、基因工程疫苗等。分子生物学技术的开创与成熟，催生了单克隆抗体疫苗、蛋白亚单位疫苗、多肽疫苗、DNA疫苗、RNA疫苗等新型疫苗。相信在未来会有更多更好的疫苗服务于人类，为人类的健康筑起免疫的长城。

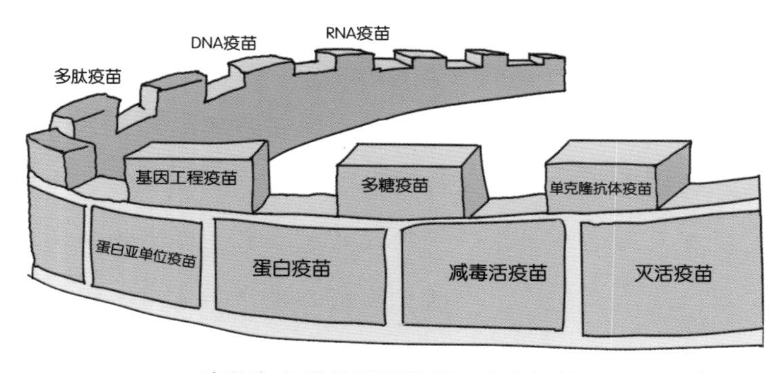

疫苗为人类的健康筑起免疫的长城

疫苗接种对全人类健康有着重大影响。事实上，在各国政府和科学家的不断努力下，至少在世界部分地区通过接种疫苗已经有效控制了以下14种主要疾病：天花（已消灭）、白喉、破伤风、黄热病、百日咳、b型流感嗜血杆菌疾病、脊髓灰质炎、麻疹、腮腺炎、风疹、伤寒、狂犬病、轮状病毒感染和乙型肝炎。在中国，自1978年开始实施计划免疫，越来越多的儿童免费接种了各类疫苗，我国本土已连续多年无白喉棒状杆菌和脊髓灰质炎野病毒引起的病例，其他疫苗可以预防的疾病也都在可控范围以内。

参考资料：

［1］普洛特金·斯担利.疫苗学［M］.5版.梁晓峰，罗凤基，封多佳，译.北京：人民卫生出版社，2011.

［2］杨晓明.当代新疫苗［M］.2版.北京：高等教育出版社，2020.

［3］傅传喜.疫苗与免疫［M］.北京：人民卫生出版社，2020.

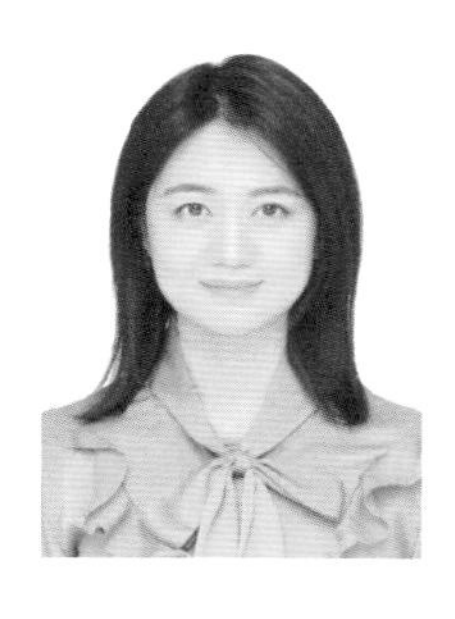

作者简介

刘家洁　副主任医师

四川省疾病预防控制中心免疫规划所

二、疫苗对我们的身体做了什么

小小的一支疫苗，用快速而经济的方式，逼退了肆虐了几个世纪的瘟疫，让全世界无数的受种者免于疫苗可预防疾病的侵袭，提高了人均期望寿命，节约了直接医疗成本，减轻了家庭和社会的负担。疫苗是怎么做到的?

（一）疫苗——免疫系统的假想敌

人体的免疫系统就像一个庞大而精细缜密的军队，由免疫器官、免疫组织、免疫细胞和免疫分子等“士兵”组成，可以防止外界病原体的入侵，也可以打败已入侵身体的病原体，还可以清除对身体有害的其他物质。

我们前面说到，一味地通过自然感染而获得适应性免疫反应是需要付出惨痛代价的。而疫苗接种相当于一次安全有效的军事演练，让免疫系统提前认识疫苗扮演的假想敌，积累作战经验，当遇到病原体这个真正的敌人时，可以快速有效地战胜敌人。

疫苗保留了病原体激发人体免疫系统反应的特征，但去除了病原体的致病能力。作为一个完美的假想敌，疫苗中的抗原成分会激发人体的各种免疫反应，主要介导的免疫反应包括体液免疫和细胞免疫等。

（二）体液免疫

白细胞是免疫军队的巡逻兵，当人类接种疫苗后，它们发现了疫苗这个异物，把疫苗当作外来入侵者，于是军事演练正式拉开了帷幕。白细胞开始向免疫系统的指挥部发出信号，指挥部便派出更多的白细胞集中在接种部位。此时，接种部位形成了炎性免疫微环境，在这样的微环境下，免疫军队的前线兵——树突状细胞和单核/巨噬细胞成熟分化，它们是逮捕抗原的小能手，也被称为抗原提呈细胞。抗原提呈细胞抓捕抗原后，便对其进行加工处理，然后带着疫苗中的抗原成分通过淋巴管向淋巴结迁徙，那里有免疫军队中最精锐的队伍。

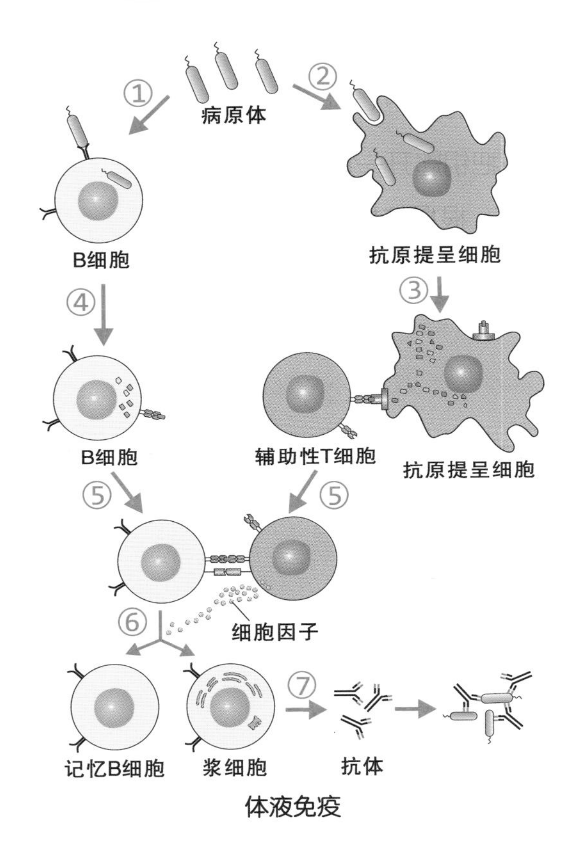

体液免疫

到了淋巴结这个主战场，树突状细胞把抗原的特征传递给T细胞，T细胞成为这场军事演练的指挥官。T细胞分化为辅助性T细胞，辅助性T细胞唤醒并激活B细胞。B细胞是这支军队中的武器装备战队。一部分B细胞形成记忆B细胞，但记忆B细胞并不会参与这一次的军事演练。另一部分B细胞快速增殖分化为浆细胞，浆细胞可以发射出专门针对抗原的炮弹——抗体，这是对抗病原体的武器。抗体实质上是在抗原刺激下由浆细胞产生的一种具有保护作用的蛋白质。抗体呈“Y”字形。我们可以把抗体想象为一把钥匙，一把钥匙开一把锁，因此不同的抗体只能与特定的抗原结合。根据结构，抗体可分解为5种不同的类型，即IgG、IgA、IgM、IgD、IgE。目前大部分疫苗，比如我们常见的乙肝疫苗、甲肝疫苗等，都是通过诱导机体产生高浓度的IgG来起到抗感染的作用。而另一部分疫苗，如脊髓灰质炎减毒活疫苗、轮状病毒疫苗、鼻喷型流感疫苗等还能诱导机体产生IgA，在呼吸道、胃肠道黏膜上诱导产生经典的细胞免疫与体液免疫之外的另一种特异性免疫反应——黏膜免疫。

那么抗体是如何保护机体、对抗病原体的呢？

浆细胞对准病原体发射出数以百万的抗体奔赴战场，一部分抗体将病原体包围，死死地黏住敌人，让敌人无法动弹；一部分抗体中和病原体的毒素，消除其致病功能；另外一部分抗体增强吞噬细胞的吞噬作用，当吞噬细胞发现和抗体抱团的病原体后，便将其吞噬降解，一举歼灭敌人；还有一部分抗体和补体合作，在病原体的表面开孔，让其千疮百孔而亡。通过一系列“组合拳”，抗体将病原体彻底消灭。

（三）细胞免疫

尽管疫苗刺激人体产生抗体是疫苗发挥保护作用的关键机制，但抗体不是发生适应性免疫的唯一机制。一些疫苗还可以诱导机体发生细胞免疫。当适应性免疫反应的指挥官T细胞收到树突状细胞传来的抗原特征信息后，便开始发出指令，唤醒并调动杀伤性T细胞。同时一部分T细胞还会分化为记忆T细胞。杀伤性T细胞是这支队伍的特种兵，它们接到指令后便开始大量复制并冲向战场。与抗体对抗抗原的作战方式不同，杀伤性T细胞并不是直接干掉抗原，而是将被抗原入侵的细胞连同抗原一同捣毁，使得疫苗这个假想敌无法在细胞内复制，并暴露在组织里。此时，吞噬细胞赶来清扫战场，消灭抗原。记忆T细胞如同记忆B细胞一样，不会直接参与这场军事演练。

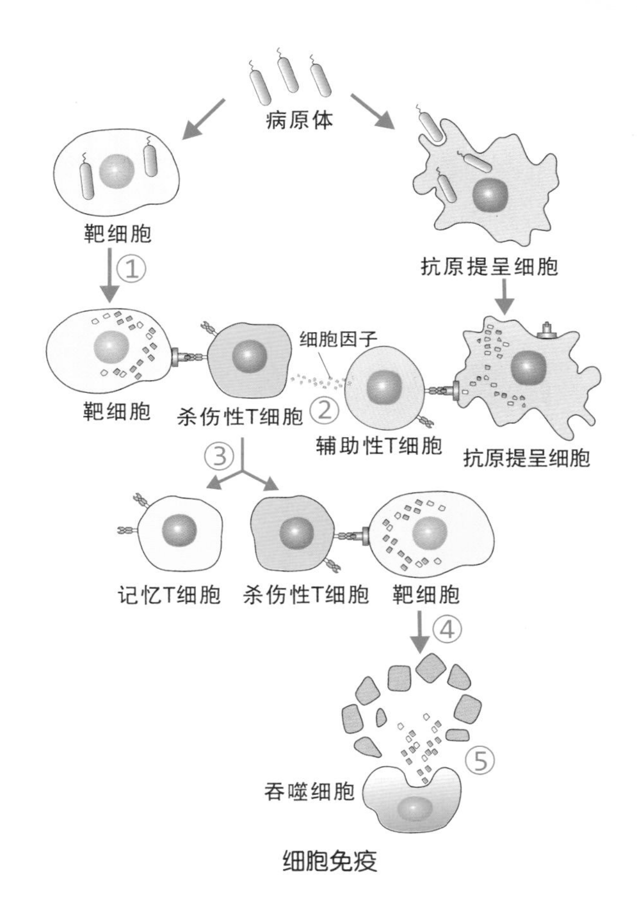

细胞免疫

（四）珍贵的产物——免疫记忆

通过疫苗初次接种诱导产生的浆细胞仅有短暂的寿命，而细胞免疫中发挥重要作用的效应T细胞更加短寿，通常90%的效应T细胞会在几天内凋亡。那么疫苗对机体的保护时间是不是也维持不了多久呢？我们不要忘记记忆B

细胞和记忆T细胞的作用。尽管记忆细胞并没有在疫苗主导的这场军事演练中与抗原直接交锋，但机体连同记忆细胞已经默默地记录下这场军事演练的全过程，当没有病原体刺激时，记忆细胞就像一个守城的战士，安安静静地在机体内站岗。

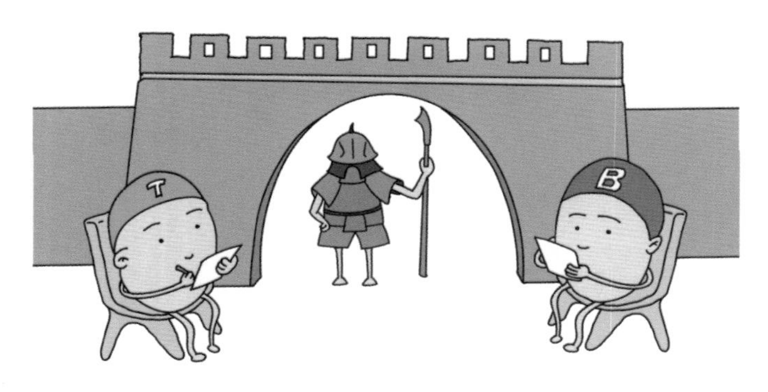

记忆细胞在机体内站岗

一旦真正的病原体入侵，记忆B细胞将迅速活化增殖并分化成浆细胞，浆细胞分泌更多与病原体亲和力更高的抗体，以此对抗入侵的病原体；与此同时，记忆T细胞也迅速被唤醒，机体将会在更快的时间内产生更强的细胞免疫应答。最终，机体的免疫系统将表现出比军事演练中更强的攻击性，利用更短的时间、使用更厉害的武器来对抗病原体的入侵，最终战胜病原体。

参考资料：

［1］普洛特金·斯坦利.疫苗学［M］.5版.梁晓峰，罗凤金，封多佳，译.北京：人民卫生出版社，2011.

［2］曹雪涛.医学免疫学[M].7版.北京：人民卫生出版社，2018.

［3］傅传喜.疫苗与免疫［M］.北京：人民卫生出版社，2020.

［4］孙晓东.疫苗是什么［M］.上海：上海科学技术出版社，2021.

［5］孟姝，李莉，梅珊，等.黏膜免疫系统和黏膜疫苗［J］.传染病信息，2010，23（6）：325-328.

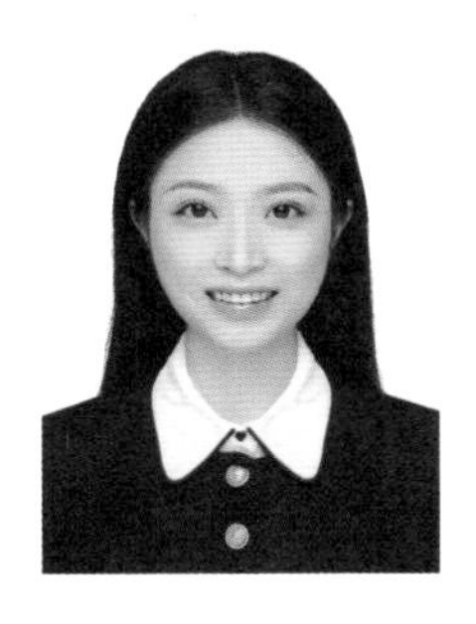

作者简介

周倩　主管医师

四川省疾病预防控制中心免疫规划所

三、疫苗的种类和作用

疫苗作为阻击疾病的有力武器，在传染病预防控制方面发挥着重要作用。通过接种疫苗，全世界已消灭天花并有效控制了脊髓灰质炎、白喉、麻疹、破伤风等疾病。疫苗接种使全球每年200万~300万人免于死亡，75万儿童免于残疾。疫苗接种在预防疾病方面虽然取得重大进展，但依旧任重道远，面临的挑战更为复杂。

划重点！根据《中华人民共和国疫苗管理法》，我国疫苗分为免疫规划疫苗和非免疫规划疫苗。免疫规划疫苗是指居民应当按照政府的规定接种的疫苗，包括国家免疫规划确定的疫苗，省、自治区、直辖市人民政府在执行国家免疫规划时增加的疫苗，以及县级以上人民政府或者其卫生健康主管部门组织的应急接种或者群体性预防接种所使用的疫苗。非免疫规划疫苗是指由居民自愿接种的其他疫苗。

疫苗按成分性质可分为减毒活疫苗、灭活疫苗、重组蛋白疫苗、多糖疫苗、多糖结合疫苗等。

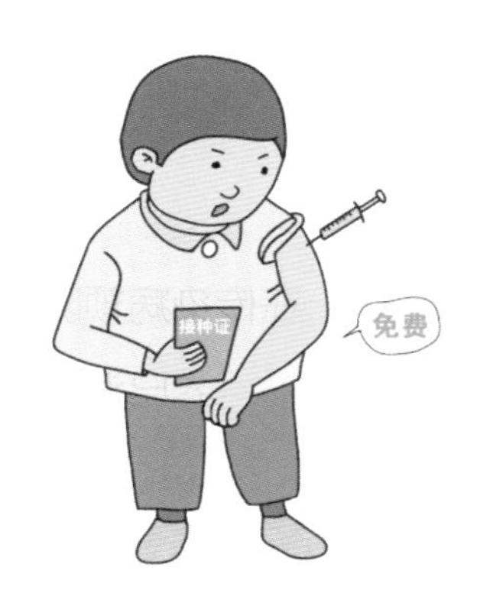

免疫规划疫苗
（免费接种）

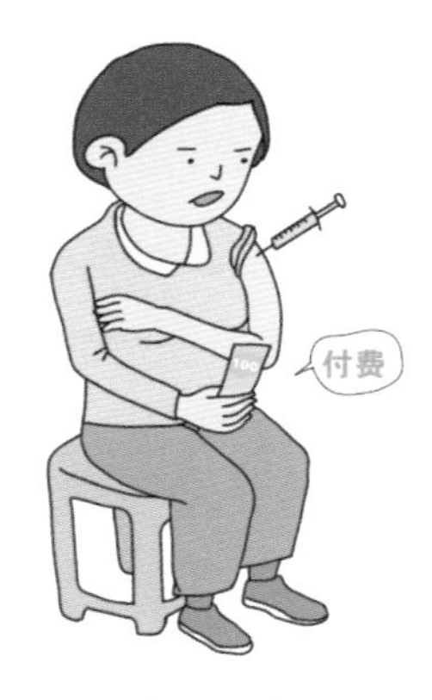

非免疫规划疫苗
（自愿自费接种）

（一）减毒活疫苗

减毒活疫苗是从野生病毒或细菌衍生而来，这些野生病毒或细菌在实验室反复传代被减毒后，经人体接种较小剂量即可在体内复制，类似一次轻型人工感染，不像自然感染那样致病，从而产生良好的免疫反应。减毒活疫苗具有接种后效果好、工艺制作简单等优点。接种后能持续刺激机体产生体液免疫和细胞免疫应答，免疫效果较好，而且作用时间长。另外，活的病毒或细菌可以直接诱导产生免疫应答，不需要佐剂，也不需要对抗原蛋白进行提纯。缺点是毒力减弱的病原体有非常小的可能通过变异恢复致病力，即“毒力返祖”现象。减毒活疫苗的保存要求比较高，需要全程冷链运输保存。常用的减毒活疫苗有卡介苗

（BCG）、脊髓灰质炎减毒活疫苗（OPV）、麻疹腮腺炎风疹联合减毒活疫苗（MMR）、甲型肝炎减毒活疫苗（HepA-L）、水痘减毒活疫苗（Var）、乙型脑炎减毒活疫苗（JE-L）、流行性腮腺炎减毒活疫苗（MuV）等。

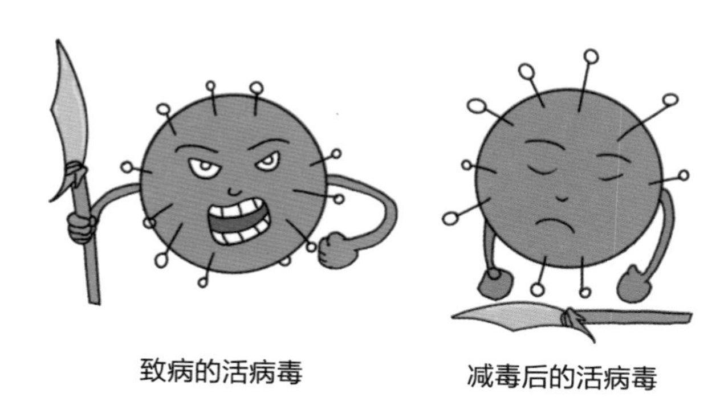

致病的活病毒　　减毒后的活病毒

脊髓灰质炎减毒活疫苗主要预防脊髓灰质炎。2015年，世界卫生组织宣布II型脊髓灰质炎野病毒已经在全球范围内被消灭，2019年消灭III型脊髓灰质炎野病毒。我国自2016年5月1日起实施新的脊髓灰质炎疫苗免疫策略，停用3价脊髓灰质炎减毒活疫苗（tOPV），由I型和III型2价脊髓灰质炎减毒活疫苗（bOPV）替代，并将脊髓灰质炎灭活疫苗纳入国家免疫规划。按《国家免疫规划疫苗儿童免疫程序及说明（2021年版）》规定，共接种4剂，其中2月龄和3月龄各接种1剂脊髓灰质炎灭活疫苗（IPV），4月龄和4周岁各接种1剂2价脊髓灰质炎减毒活疫苗。

麻疹腮腺炎风疹联合减毒活疫苗（麻腮风疫苗）主

要用于预防麻疹、流行性腮腺炎和风疹。麻疹、流行性腮腺炎和风疹都是常见的呼吸道传染病，且有一定的相似之处，为了减少疫苗预防接种次数，提高接种效率，科学家研制出了麻腮风疫苗并用于对儿童的预防接种。按《国家免疫规划疫苗儿童免疫程序及说明（2021年版）》规定，麻腮风疫苗共接种2剂，8月龄和18月龄各接种1剂。

（二）灭活疫苗

灭活疫苗可以理解为将失去活性的病原体“尸体”注射入人体，这些病原体的“尸体”不具有遗传物质，或者遗传物质已被破坏，所以无法造成人体的感染。但病原体的蛋白质外壳可以诱导人体产生特异性免疫应答，从而让人产生相应的疾病免疫力。灭活疫苗具有“使用上比减毒活疫苗安全，没有‘毒力返祖’的风险”的优点。缺点是它诱导的免疫应答相对较弱。所以为了达到较好的免疫效果，灭活疫苗往往需要接种更多剂次，借助佐剂等。常用的灭活疫苗有人用狂犬病疫苗、甲型肝炎灭活疫苗、乙型脑炎灭活疫苗等。

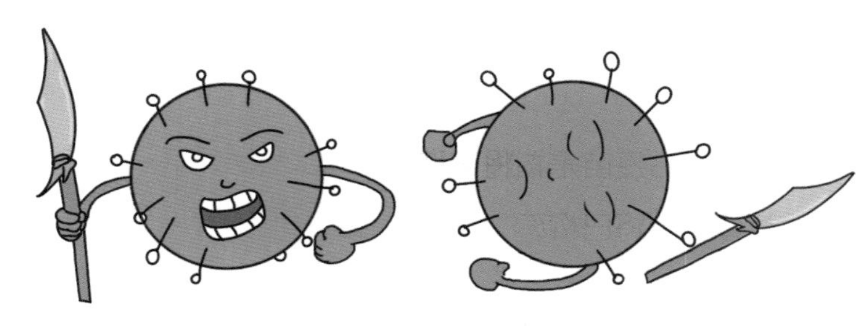
致病的活病毒　　灭活病毒

人用狂犬病疫苗：用于预防狂犬病病毒感染引起的狂犬病。狂犬病是由狂犬病病毒引起的人兽共患病，可由带毒的家养动物（狗、猫等）及野生动物（蝙蝠、狼等）咬伤后所致，病死率为100%。被狂犬、疑似狂犬或者不能确定是否患有狂犬病的宿主动物咬伤、抓伤，舔舐黏膜或者破损皮肤处，或者开放性伤口、黏膜直接接触可能含有狂犬病病毒的唾液或者组织者（即狂犬病暴露人群），应马上进行冲洗等处理，并接种疫苗，必要时使用狂犬病被动免疫制剂（狂犬病人免疫球蛋白、抗狂犬病血清）。

人用狂犬病疫苗的接种对象包括狂犬病暴露人群及高暴露风险人群。狂犬病暴露人群如上所述。高暴露风险人群包括从事狂犬病研究的实验室工作人员、接触狂犬病患者的人员、兽医等。若属于以上人群，请到当地犬伤门诊，遵医嘱尽快接种疫苗。

（三）重组蛋白疫苗

重组蛋白疫苗是指将某种病毒的目的抗原基因构建在表达载体上，将已构建的表达载体转化到细菌、酵母、哺乳动物或昆虫细胞中，在一定的诱导条件下，表达出大量的抗原蛋白，通过纯化后制备的疫苗。重组蛋白疫苗具有不培养活病毒，无需担心病毒外泄，对生产车间的生物安全等级要求低，能实现高产量、高纯度、低成本等优点。常用的重组蛋白疫苗有重组乙型肝炎疫苗、重组人乳头瘤病毒疫苗等。

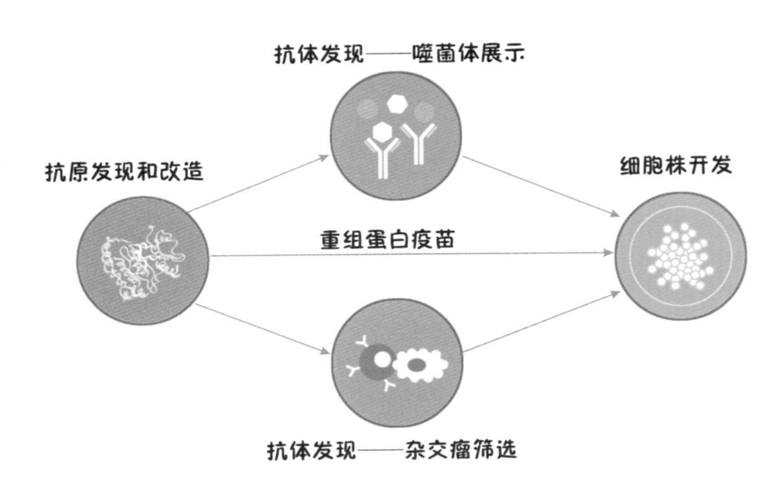

重组乙型肝炎疫苗（乙肝疫苗，HepB）：乙肝疫苗预防乙型肝炎病毒（HBV）感染。HBV传染性很强，人群普遍易感。HBV进入机体后主要损害的靶器官是肝脏，病程迁延，易转为慢性肝炎、肝硬化及肝癌，是危害人民群众身体健康的重要公共卫生问题。有调查显示，80%～95%的人在乙肝疫苗全程接种后能对HBV产生免疫力，且保护作用可达20年以上。接种乙肝疫苗后，可刺激免疫系统产生保护性抗体（抗-HBs）和一系列细胞免疫反应，这是预防HBV感染的最有效手段。

接种对象为未接种或未全程接种乙肝疫苗或接种史不详者。免疫程序：接种3剂次，0、1、6个月各接种1剂次。

重组人乳头瘤病毒疫苗（HPV疫苗）：可预防疫苗所含人乳头瘤病毒型别所致感染，以及持续感染可能导致的1级、2 级、3 级子宫颈上皮内瘤样病变，子宫颈原位腺癌和子宫颈癌等。国内外研究表明，2价、4价和9价HPV疫苗在完成全程免疫接种后，均可观察到较高的疫苗相关型别抗体阳转率和血清学抗体滴度。HPV疫苗接种对象主要为9～45岁女性，不同品种疫苗的适用人群不同。HPV疫苗共需接种3剂。2价HPV疫苗在0、1、6个月分别接种1剂，其中厦门万泰沧海生物技术有限公司和玉溪泽润生物技术有限公司生产的2价HPV疫苗对9～14岁女性可选择0、6个月分别接种1剂（间隔不小于5个月）的免疫程序；4价和9价HPV疫苗在0、2、6个月分别接种1剂。

2价 预防HPV两种病毒
(HPV 16型、18型)
16
18
2价
4价 预防HPV四种病毒
(HPV 6型、11型、16型、18型)
6
11
16
18
4价
9价 预防HPV九种病毒
(HPV 6型、11型、16型、18型、31型、33型、45型、52型、58型)
6
11
16
18
31
33
45
52
58
9价

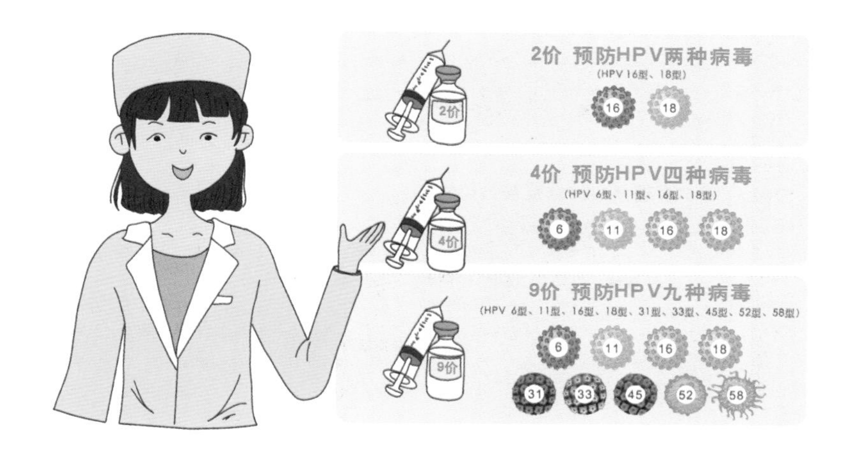

（四）多糖疫苗、多糖结合疫苗

多糖疫苗是提取细菌上的荚膜多糖来制成的，多糖结合疫苗则是把小分子多糖结合在大分子蛋白质上。在肺炎链球菌结合疫苗问世之前，用于对抗肺炎链球菌的只有多糖疫苗。多糖疫苗以肺炎链球菌荚膜多糖为抗原成分，因此只能诱导B细胞免疫，不能诱导T细胞免疫，不能诱导产生免疫记忆。2岁以下儿童免疫系统发育尚不完善，对单纯的多糖疫苗无法产生有效的免疫应答，所以多糖疫苗只适用于2岁以上高危人群（如镰状细胞病、HIV感染、无脾症或慢性病患者等）和65岁以上老年人。

糖蛋白可激活T细胞产生持久免疫

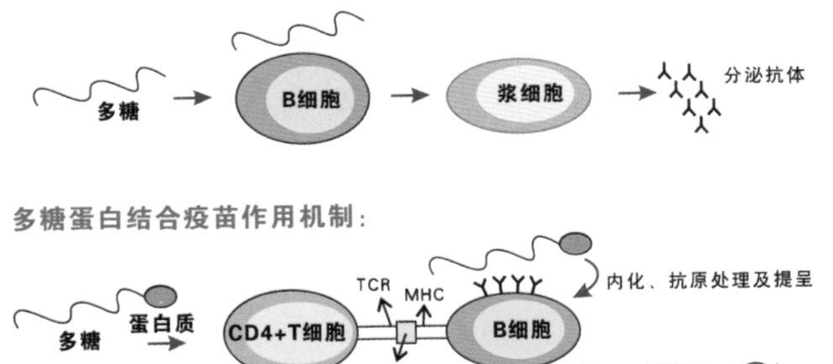

流脑疫苗：主要用于预防流行性脑脊髓膜炎。流行性脑脊髓膜炎是由脑膜炎奈瑟菌引起的急性呼吸道传染病。我国自1985年开展大规模A群流脑多糖疫苗（MPSV–A）接种后，A群流行性脑脊髓膜炎的发病率持续下降，由于后来发生了C群脑膜炎奈瑟菌引起的局部流行，因此研发出A+C群流脑多糖疫苗（MPSV–AC）。相关调查显示，A+C群流脑多糖疫苗纳入免疫规划，可有效降低流行性脑脊髓膜炎发病水平，并可持续降低流行性脑脊髓膜炎发病率。按《国家免疫规划疫苗儿童免疫程序及说明（2021年版）》规定，流脑疫苗共接种4剂，其中第1、2剂为基础免疫，6月龄、9月龄各接种A群流脑多糖疫苗1剂，2剂次间隔不少于3个月。第3、4剂为加强免疫，3岁、6岁时各接种1剂A+C群流脑多糖疫苗。基础免疫和加强免疫可用含相应成分的非免疫规划疫苗接种替代。

（五）单价疫苗和多价疫苗

只含有单一的抗原成分的疫苗被称为单价疫苗，单价疫苗只能预防一种传染病或一种型别的病原体感染。两种以上抗原成分按照适当比例混合制成的疫苗称为多价疫苗。常用的多价疫苗有HPV疫苗、13价肺炎链球菌多糖结合疫苗（PCV13）、23价肺炎链球菌多糖疫苗（PPV23）等。

13价肺炎链球菌多糖结合疫苗：预防由肺炎链球菌1、3、4、5、6A、6B、7F、9V、14、18C、19A、19F和23F血清型感染引起的侵袭性疾病。接种对象为6周龄～5岁儿童。不同起始接种年龄儿童的免疫程序略有差别，可按照不同生产企业的疫苗说明书规定执行。

23价肺炎链球菌多糖疫苗：预防由肺炎链球菌1、2、3、4、5、6B、7F、8、9N、9V、10A、11A、12F、14、15B、17F、18C、19A、19F、20、22F、23F和33F血清型感染引起的侵袭性疾病。接种对象为2岁及以上感染肺炎链球菌、患肺炎链球菌性疾病风险增加的人群。免疫程序：通常只接种1剂。其他特殊人群接种按照不同疫苗的说明书规定执行。

（六）单苗和多联疫苗

单苗是只能预防一种疾病的疫苗。多联疫苗是将多种病原微生物制备为一种疫苗，达到接种一种疫苗就可以预防多种疾病的目的。如无细胞百日咳白喉破伤风联合疫苗（百白破三联疫苗）将百日咳菌体、白喉类毒素、破伤风类毒素联合起来，从而实现接种一种疫苗可以同时预防三种传染病的目的。多联多价疫苗中，“联”就是指多种细菌，“价”就是指一种细菌的多种血清型。多联多价疫苗可以有效减少注射次数，达到通过更少的针次预防引致多种疾病的病原体及一种疾病的多种血清型病原体感染的效果。常见的多联疫苗有百白破三联疫苗、麻腮风三联疫苗、吸附无细胞百白破灭活脊髓灰质炎和b型流感嗜血杆菌（结合）联合疫苗（五联疫苗）、百白破和b型流感嗜血杆菌联合疫苗（四联疫苗）。

吸附无细胞百白破灭活脊髓灰质炎和b型流感嗜血杆菌（结合）联合疫苗：预防百日咳、白喉、破伤风、脊髓灰质炎（含Ⅰ、Ⅱ、Ⅲ型），以及由b型流感嗜血杆菌引起的侵袭性疾病。接种对象为2月龄及以上婴幼儿。对脊髓灰质炎减毒活疫苗有接种禁忌者推荐全程接种吸附无细胞百白破灭活脊髓灰质炎和b型流感嗜血杆菌（结合）联合疫苗。免疫程序：2、3、4月龄（或3、4、5月龄）进行基础免疫，各接种1剂；18月龄加强免疫1剂。

参考资料：

［1］傅传喜.疫苗与免疫［M］.北京：人民卫生出版社，2020.

［2］中国新闻网.中华人民共和国疫苗管理法［EB/OL］.https：//www.chinanews.com.cn/gn/2019/06-29/8878726.shtml.

［3］我国实施脊灰疫苗免疫新策［J］.江苏卫生保健，2016（11）：55.

［4］国家卫生健康委员会.国家免疫规划疫苗儿童免疫程序及说明（2021年版）［J］.中国病毒病杂志，2021，11（4）：241-245.

［5］于丹，汪静.儿童接种麻腮风联合减毒活疫苗的安全性及免疫学疗效观察［J］.中国当代医药，2017，24（30）：157-159，165.

［6］四川省卫生健康委员会.四川省非免疫规划疫苗接种方案［Z］.2020.

［7］陆玉英，梁才峰，林建培，等.乙肝疫苗免疫应答效果的研究进展［J］.大众科技，2021，23（8）：47-51，7.

[8] 中华医学会妇科肿瘤学分会，中国优生科学协会阴道镜和宫颈病理学分会.人乳头瘤病毒疫苗临床应用中国专家共识[J].中国妇产科临床杂志，2021，22(2)：225-234.

[9] 张师前，王凯，张远丽.HPV疫苗在中国的应用现状[J].中国实用妇科与产科杂志，2019，35(10)：1090-1095.

[10] 陶红，李亚楠，伍传宏，等.A+C群脑膜炎球菌多糖结合疫苗安全性和免疫原性研究[J].中国疫苗和免疫，2009，15(6)：531-535.

[11] 王燕，付荣华，顾松义，等.A群C群流脑多糖疫苗纳入扩大免疫规划对流脑发病率影响的中断时间序列分析[J].公共卫生与预防医学，2021，32(6)：12-15.

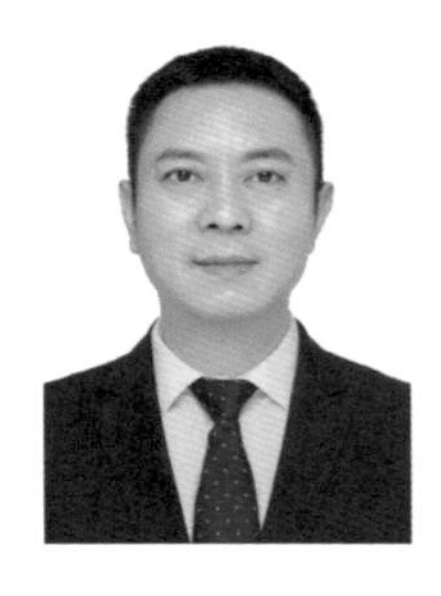

作者简介

秦涌　副主任医师
四川省疾病预防控制中心免疫规划所

四、佐剂的作用

除了主要成分抗原，为了增强疫苗免疫效果、平衡理化性质等，还需要其他的帮手，如佐剂、稳定剂、稀释剂等。如果将疫苗比作导弹，那么抗原就是弹头，而佐剂就是动力推进器，能使导弹强有力地射出，激发有力的免疫应答。下面我们就来了解一下疫苗的动力推进器——佐剂。

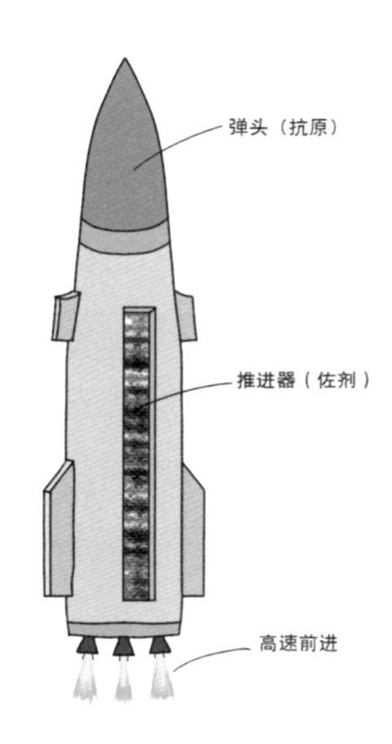

（一）佐剂简介

佐剂（adjuvant）这个词，源于拉丁文“adjuvare”，有帮助、辅助的含义。简单来说，疫苗佐剂就是一种添加剂，而这种添加剂可以增强疫苗的免疫原性及安全性，提高抗体滴度，增强疫苗引起机体反应的能力。

（二）佐剂的诞生

20世纪20年代，供职于巴斯德研究所的法国生物学家和兽医加斯顿·拉蒙（Gaston Ramon）发现了一种奇特的现象：在给马注射新型白喉疫苗后，一些马的注射部位出现了脓肿，通过研究，这些马更易产生更强的免疫反应，其血液中产生的抗体更多，免疫效果也更好。善于思考的拉蒙就开始考虑可以在疫苗里添加什么来提高这种情况发生的可能性。1925年，拉蒙着手进行了一项被他描述为“有趣”的试验，在接下来的一年中，拉蒙试着自主在疫苗里加了一系列奇特的成分，包括木薯、淀粉、琼脂、卵磷脂，甚至面包屑。这些成分似乎是他碰巧放在橱柜里的东西。他的动物“患者”在注射白喉疫苗时顺带被注射了他称为“拉蒙混合剂”的物质，最终这项“有趣”的试验非常成功：接种包含“拉蒙混合剂”疫苗的动物产生的抗体明显多于接种未包含“拉蒙混合剂”疫苗的动物，可以更好地预防白喉。拉蒙将这些能促进产生抗体的添加物命名为“佐剂”。

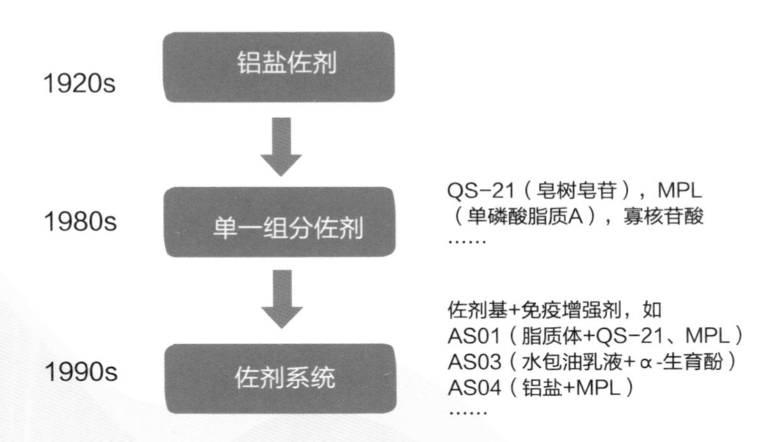

1926年，英国免疫学家亚历山大·托马斯·格兰尼（Alexander Thomas Glenny）在提纯白喉细菌产生的毒素时，意外发现铝盐沉积物（硫酸铝钾，明矾的主要成分）能加强动物实验对象对抗白喉毒素的抗体应答水平，并减少疫苗中抗原的用量，随后他发现铝盐也能在人体产生相同作用。经典的铝盐佐剂就诞生了。

（三）传统佐剂的应用

自20世纪20年代以来，虽然铝盐佐剂（主要包括氢氧化铝和磷酸铝）的作用机制至今仍未完全明确，但由于使用历史悠久，其作为疫苗佐剂的有效性及安全性已经在多年大规模使用中得到了普遍认可。因此，目前市面上有超过80%的疫苗都使用铝盐佐剂。我国已上市疫苗中使用铝盐佐剂的疫苗主要包括病毒灭活疫苗、基因工程重组疫苗、细菌组分疫苗、多糖结合疫苗，其中绝大部分使用的铝盐佐剂为传统的氢氧化铝，突出体现在百白破系列疫苗、甲/乙/戊型肝炎疫苗、大流行流感疫苗、森林脑炎灭活疫苗、肾综合征出血热灭活疫苗、肠道病毒71型疫苗、部分HPV疫苗等。

（四）新时代佐剂的发展

随着疫苗技术的发展和更新迭代，传统铝盐佐剂在特定情况下可能并非最优选择。为了提升现有疫苗和开发新的疫苗，我们需要新的替代佐剂和全新的佐剂系统。但是，由于疫苗的安全性和有效性的要求、佐剂作用机制的研究以及工艺上的挑战，全世界目前仅有7种疫苗佐剂被批准上市，分别为铝盐佐剂（1926年上市）、MF59（1997年上市）、类病毒颗粒（2000年上市）、AS04（2005年上市）、AS03（2009年上市）、AS01（2017年上市）和CpG（2017年上市）。

（五）新型佐剂研究展望

佐剂对于疫苗的研发具有十分重要的意义。目前国内外正在研发的佐剂有上百种，包括纳米氢氧化铝、纳米磷酸钙、纳米金、壳聚糖、脂质体等。随着佐剂研究的不断深入，会有越来越多的佐剂用于疫苗的研发。科学家通过研究了解不同佐剂的作用机制，未来有望根据疫苗需求选取不同类型的佐剂，研发更好的疫苗，造福人类健康。

参考资料：

[1] 盖茨基金会.疫苗中的奇妙成分[EB/OL]. https: //weibo.com/ttarticle/p/show?id=2309404578388823113874.

［2］蒋争凡，伊梦然，王晨光.疫苗中的“隐形守护者”——佐剂［J］.知识就是力量，2021（7）：48-49.

［3］王晓娟，马锐，曹琰，等.铝佐剂及佐剂吸附疫苗质量标准的探讨［J］.中国生物制品学杂志，2019，32（4）：485-488.

［4］刘建东，张静飞，徐颖之，等.已上市人用预防疫苗佐剂的研究进展［J］.中国生物制品学杂志，2020，33（4）：455-460.

［5］Advisory Committee on Immunization Practices（ACIP）.Recommendations of the Advisory Committee on Immunization Practices for Use of Herpes Zoster Vaccines［EB/OL］.https：//www.cdc.gov/mmwr/volumes/67/wr/mm6703a5.htm.

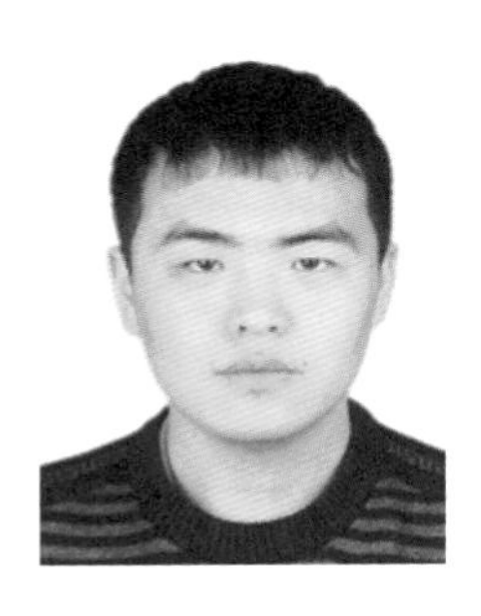

作者简介

刘力铭　主管医师

四川省疾病预防控制中心免疫规划所

第三章　我们如何看待疫苗

导读

中国自1978年实施免疫规划以来，通过普及疫苗接种，有效减少了麻疹、百日咳、白喉、脊髓灰质炎、结核、破伤风等疾病的发病。1979年我国成功消灭了天花，2000年实现了无脊髓灰质炎目标。四川省已连续18年无白喉病例报告，连续29年无脊髓灰质炎野毒株引起的本地病例报告。通过实施免疫规划接种疫苗，有效减少了疫苗可预防疾病的发病和死亡，保护了广大人民群众的生命健康。

一、疫苗接种的爱与忧

（一）疫苗接种的好处

疫苗是人类医学史上最伟大的医学成就之一，是医学发展的里程碑。疫苗不仅挽救了数以亿计的生命，更重要的是它还打开了对抗疾病的新思路——预防。

接种疫苗是预防和控制传染病最有效、最经济的措施。通过接种疫苗，提高儿童等易感人群的免疫力，建立比较牢固的防御传染病的免疫屏障，是公认的投入少、效益大的公共卫生干预措施，也是控制和消灭传染病的最有效手段。

1.对个体的好处

接种疫苗，让美国百日咳的患病人数降低了97.5%，在全世界范围内脊髓灰质炎的发病率降低了99%以上，还消灭了天花。世界卫生组织指出，由于疫苗接种，全球每年有200万～300万生命免于死亡。接种疫苗可以诱发机体的适应性免疫系统，大大减少发生疾病的风险，人类就可以不受或者少受疾病之苦。同时，给健康人群接种疫苗，还可以防止有害病菌传播至年幼或无法接种疫苗的人。免疫个体比未免疫个体患某种疾病或者出现特定疾病症状的风险显著降低。

为保障人群健康，国家实行免疫规划制度。根据免疫学原理、适龄儿童免疫特点及疾病流行情况，按照科学的免疫程序有计划地进行疫苗接种，以提高儿童对相应病原微生物的免疫力，达到控制乃至最终消灭相应传染病的目的。

免疫规划程序包括基础免疫和加强免疫。儿童免疫规划为适龄儿童提供一部分免费疫苗（即免疫规划疫苗）。家长要认识到按照免疫规划程序给孩子接种疫苗对孩子的健康非常有利。

接种疫苗，建立免疫屏障

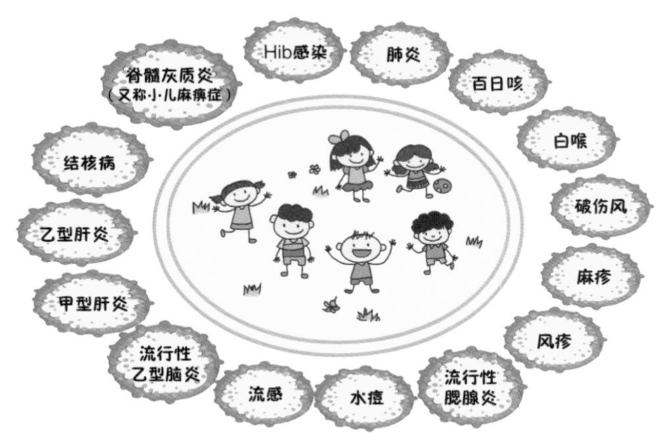

接种疫苗是预防和控制传染病最经济、最有效的方法

2.对社会的好处

接种疫苗能保护受种者免受或少受病原微生物的侵

袭，在人群接种率足够高的情况下，不仅直接实现对个人的保护，也能实现对未接种群体的间接保护，这就是群体免疫。举个简单的例子，由于现有流感疫苗不可以直接给6月龄以内婴儿接种，且6月龄以内婴儿在用药方面也有很大的局限性，所以我们呼吁宝宝身边的每一个家庭成员都通过接种流感疫苗来给宝宝筑起抵御流感的屏障，就像“蚕茧”一样把宝宝保护起来。这是保护未接种疫苗孩子的最好方法。群体免疫意味着有足够多的人对该疾病免疫，让该疾病无法有效传播和流行，并在传到孩子身上以前绝迹。

在实施过大规模免疫规划的许多国家，群体免疫使脊髓灰质炎的发生率迅速下降，如在20世纪60年代初的德国。因此，间接保护可以产生很大的社会效益。

（二）疫苗接种存在的风险

接种疫苗预防疾病是20世纪医学领域中极为成功的一件大事。但疫苗接种也可能会出现不良反应，因此从流行病学的角度，应权衡疫苗接种后不良反应的发生率和预防疾病的好处（即比较风险一受益）来决定取舍。以天花为例，牛痘苗接种预防天花并不是没有危险，如接种后可能发生脑炎，其发生率约为1/10万；免疫缺陷者接种后会引起进行性牛痘；更常见的是湿疹患儿接种牛痘苗会引起牛痘病毒播散。由于牛痘苗的广泛接种已在全球消灭了天花，因此，许多学者强调，如果接种该疫苗的受益大于风险，则该疫苗值得推广，但如果接种疫苗的受益小于风险，应禁用该疫苗，减少该疫苗的不良反应。

疫苗能诱导人体产生免疫力，但由于疫苗本身是异物，而且人群个体间存在差异，受种者可能出现一般不良反应，如红晕、肿胀、疼痛等局部反应，发热、头晕、乏力等全身反应。还有极少数的人可能出现异常反应，如化脓等非特异性反应，晕厥、急性休克等精神性反应，皮疹、过敏性紫癜、血管神经性水肿等过敏反应。因此，接种疫苗后，医生会要求受种者留观30分钟后再离开，以观察是否发生异常情况。

发热
乏力
哭闹
睡眠稍差
吃奶稍差
注射局部轻微红肿

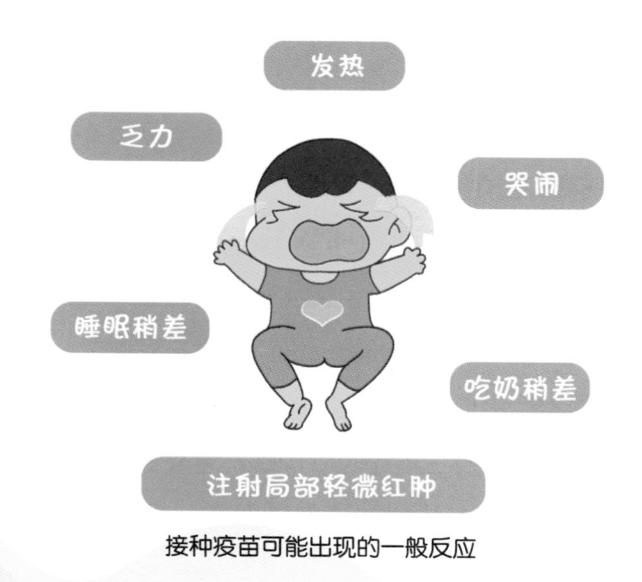

接种疫苗可能出现的一般反应

接种疫苗存在的风险主要包括以下几个方面。

（1）疫苗本身的质量：疫苗的性质、疫苗菌和毒种的抗原型、疫苗的效价和纯度、疫苗的制造工艺、疫苗中的添加剂、疫苗污染外源性因子，都可不同程度地引起接种后的不良反应。

（2）疫苗管理不当：疫苗非冷链转运，已开启的疫苗暴露在空气中，超过规定存放时间被细菌污染，均可引起接种后的不良反应。

（3）受种者自身的风险：受种者的身体素质，包括免疫缺陷或功能低下、营养不良、精神因素、生长发育情况、遗传因素以及接种前身体状态等，都会影响接种的效果。

（4）预防接种过程中的风险：不规范的操作（如使用未消毒器具、溶解过程污染、不适当的操作技术）引起的感染或损伤；没有接种疫苗经验的护士或者实习生，其相关知识水平和风险意识较低，也可能导致接种风险。

（三）接种疫苗后可能出现的不良反应

接种疫苗后的不良反应包括一般反应和异常反应。

一般反应：在预防接种后发生、由疫苗本身固有的特性引起、对机体只会造成一过性生理功能障碍的反应，包括局部反应和全身反应。局部反应有接种部位红肿、硬结、疼痛、瘙痒等，以轻度为主，持续时间不超过3天，可自行缓解。全身反应有发热、腹泻、食欲不振、恶心、呕吐、易激惹等，呈一过性。

异常反应：合格的疫苗在实施规范预防接种过程中或实施规范预防接种后造成受种者机体组织器官、功能损害，相关各方均无过错的疫苗不良反应。

（四）如何减少接种疫苗的风险

首先，要加强疫苗生产的管理，注意疫苗的保存，绝不使用超过保质期的疫苗，减少添加剂的使用。其次，要对护士注射疫苗进行培训，使用通过正规渠道购买的注射器。再次，要加强预防接种时预检，调查受种者的健康状况和过敏史。最后，要建立科学全面的风险管理体系，正确评估并有效控制风险。

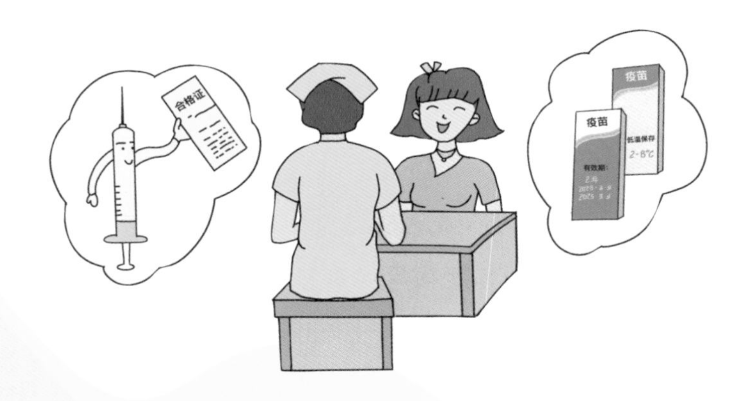

（五）既然接种疫苗有风险，为什么还要实施免疫接种工作？

实际上，疫苗是针对健康人群的预防性措施，相较药物或者外科手术之类的治疗，安全得多，不良反应更少。不良反应一般是局部反应，如红肿、硬结、注射部位疼痛，只有不到百万分之一的受种者出现严重的过敏反应。如果疫苗的保护功效没有得到无可争议的证明，疫苗将不可能获得批准生产文号，也不可能得到主管部门的推荐。

接种疫苗后出现不良反应的风险远远小于不开展预防接种而造成的传染病传播的风险。自实施免疫规划以来，通过接种疫苗，减少乙肝感染约3000万人，5岁以下儿童乙肝病毒表面抗原携带率降至1%以下，减少肝硬化、肝癌等引起的死亡约430万人；减少脊髓灰质炎、麻疹、白喉、百日咳四种疾病发病累计约1.18亿例，减少死亡累计140万余例；减少流行性脑脊髓膜炎、乙型脑炎发病累计800万余例，减少死亡累计66万余例。以上数据说明，接种疫苗是一项投资小、收效大的工作，对提高人口素质、促进经济发展和社会进步具有重大作用，必须坚持不懈地推进这项工作。

参考资料：

［1］张桂琦.儿童免疫接种护理方法刍议［J］.医护论坛，2009，6（13）：222-223.

［2］靳里平. 疫苗接种风险因素中相关因素分析和防范措施［J］.医学动物防制，2011，27（1）：82-84.

［3］张顺生. 疫苗安全问题亟待关注［J］. 中国食品药品监管，2010（7）：73-74.

［4］阮萍. 当今疫苗接种的安全性及伦理问题［J］. 中国医学伦理学，2004，17（7）：14.

［5］ZHANG J, WHILE A E, NORMAN I J. Seasonal influenza vaccination knowledge, risk perception, health beliefs and vaccination behaviours of nurses［J］. Epidemiology and Infection, 2012, 140（9）：1569-1577.

［6］李玉春. 接种乙肝基因工程疫苗引起不良反应 5 例［J］. 药物流行病学杂志，2001，10（2）：103.

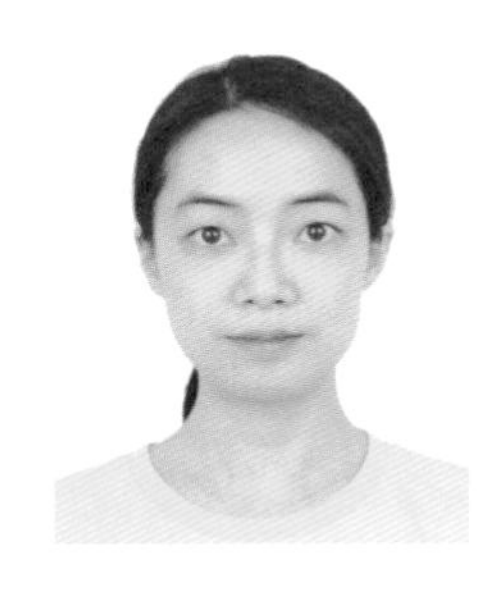

作者简介

郭杨 副研究员

四川省疾病预防控制中心免疫规划所

二、接种疫苗的注意事项

人类一出生便与疫苗结下不解之缘，疫苗成为我们全生命周期的守护者。但接种疫苗不只是打个针那么简单。本节将告诉读者接种疫苗需要注意哪些事项。

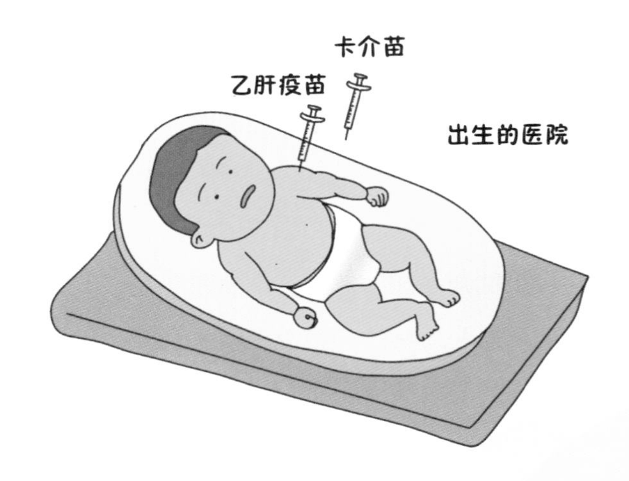

（一）接种前的注意事项

人类一出生便需要接种疫苗。我们首先要知道去哪里接种疫苗。宝宝一出生就需要接种乙肝疫苗第一剂和卡介苗，通常这两种疫苗在出生的医院就可完成接种。而宝宝后续需要接种的疫苗，包括成人需要接种的疫苗，都可以前往就近的疫苗接种点接种。疫苗接种点基本都设立在社区卫生服务中心、乡镇卫生院内，或其他已经取得资质认证的接种单位。不管是小朋友接种还是成人接种，都建议受种者或其监护人在接种前了解一下疫苗预防疾病的种类、适用年龄、接种禁忌证、常见不良反应，并了解一下当地疫苗接种点的预约方式、接种时间及接种流程等信息。其中最重要的是接种禁忌证。

禁忌证指个体在某种状态下接种疫苗后会极大地增加发生不良反应的概率。它是由个体的状态决定的，而与疫苗本身无关，如果在有禁忌证的情况下接种，产生的不良反应将严重伤害受种者。目前，除狂犬病疫苗外，接种其他任何疫苗都有禁忌证。通常的禁忌证：对已知疫苗成分严重过敏或既往因接种疫苗发生喉头水肿、过敏性休克等其他全身性严重过敏反应者，不能继续接种同种疫苗。但是单纯的“过敏性体质”，比如，仅对花粉、海鲜等过敏，并不属于接种禁忌证。患有未控制的癫痫和其他严重神经系统疾病者也不能接种疫苗。如果受种者正在发热，或患急性病，或处于慢性病的急性发作期，或是未控制的严重慢性病患者，需暂缓接种。急性病患者待疾病康复、慢性病患者待健康状况稳定后才可接种疫苗。

小朋友接种前一定要带上预防接种证，成人接种前一定要带上身份证。接种前一天最好洗一次澡，并换上干净、宽松的衣服，方便暴露接种部位，便于接种医生操作。完成上述事项之后，就可以前往接种单位了。

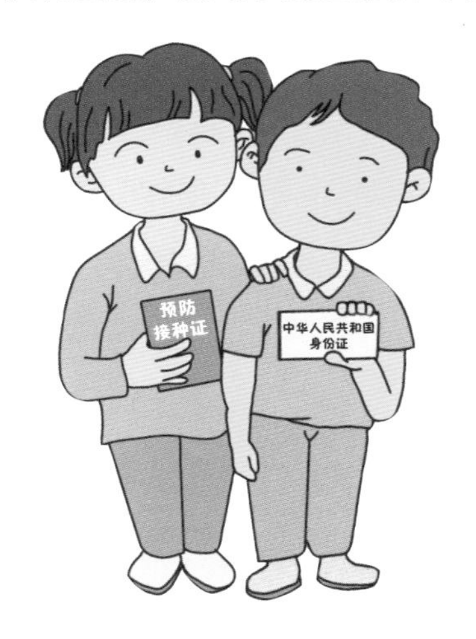

（二）接种时的注意事项

到达接种单位后，受种者或其监护人首先要到预检分诊处，接种医生会询问受种者的相关情况。这时受种者或其监护人一定要如实告知接种医生受种者的健康情况和接种禁忌证等信息，包括现阶段是否患病、既往接种疫苗后是否出现不适或过敏反应等。接种医生会根据受种者或其监护人的回答给出是否可以接种的医学建议，并告知受种者或其监护人疫苗的品种、作用以及现场留观等事项，同时，受种者或其监护人还需认真阅读《知情同意书》并签字。完成上述环节，受种者便可以排队候种了。

小朋友接种时会遇到一个特别的问题，那就是接种门诊里别家宝宝的哭声此起彼伏，自家的孩子便特别容易被“传染”，有些小朋友甚至有“医生恐惧症”，通常表现为一看到穿白大褂的医生就紧张，一见到长长的针头就害怕。有些还会在接种时乱动，拼命抵抗打针。这时，家长的安抚工作以及正确的抱娃姿势就显得特别重要。

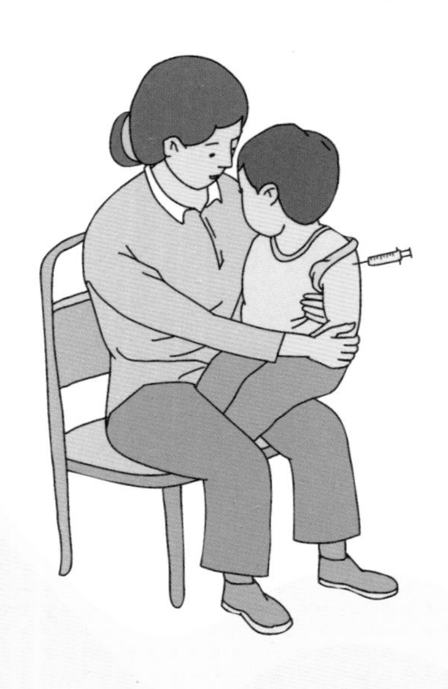

有些疫苗的接种部位是上臂外侧，以接种部位是左上臂为例。家长坐好后，需让孩子坐在自己的左腿上，家长用双腿夹住孩子的双腿，再将孩子的右臂环绕在自己身后，用左臂环抱孩子，让孩子的头部靠在自己的左肩部，在充分暴露孩子左上臂的接种部位后，家长

用右手固定住孩子的左手肘部。

还有一些疫苗的接种部位是大腿前外侧中部，以接种部位是左大腿为例。家长坐好后，让孩子平坐在自己的双腿上，充分暴露大腿外侧的接种部位，家长将孩子的右臂环绕在自己身后，让孩子的头部靠在自己的左肩部，用左手固定住孩子的左臂，并用右手固定住孩子的膝盖。

饮食上也有一些特别的注意事项。首先，处于疲劳和空腹状态时不能接种，以免引起低血糖反应。虽然接种时要避免空腹，但在接种过程中不要让孩子吃奶或者嘴含食物，以免孩子哭闹导致呛咳等意外。值得注意的是，口服脊髓灰质炎减毒活疫苗、轮状病毒减毒活疫苗的前、后半小时不要给孩子喂奶或喂其他食物，以免影响疫苗的活性。接种完注射型疫苗后，不需要禁饮禁食，但要尽量避免吃从未吃过并且容易引起过敏反应的食物。

（三）接种后的注意事项

不管是成人还是孩子，在接种后都不能立即离开接种单位，需要在留观室留观30分钟，确认无不适反应才能离开回家。回家以后要保持接种部位清洁，避免搔抓和按压，以防感染。同时，受种者或其监护人要注意观察受种者的身体状况，受种者要多喝水，多休息，不要剧烈活动或过于疲劳，并注意保暖，防止受凉感冒或患其他疾病。

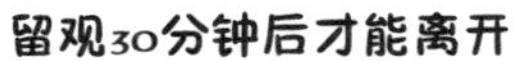

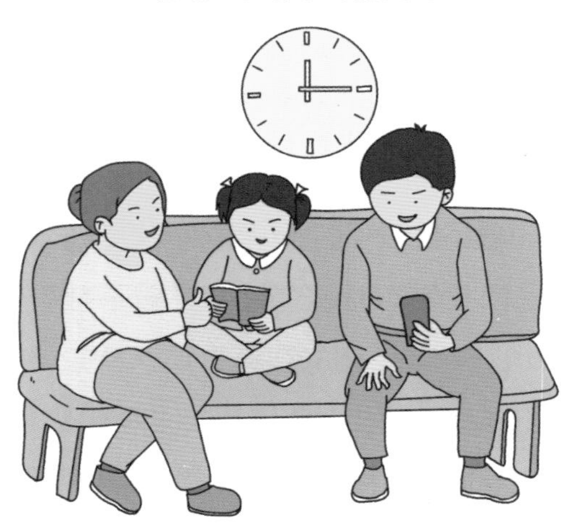

若受种者回家以后出现发热、局部红肿等症状，应该怎么办呢？由于疫苗的生物学特性和受种者的个体差异，极个别的受种者在接种后会发生不良反应。预防接种不良反应是合格的疫苗在实施规范操作后发生的，可分为一般反应和异常反应。

如前所述，一般反应是预防接种后最常见的不良反应，通常为一过性的，可分为局部反应和全身反应。

局部反应通常表现为接种疫苗后，接种部位出现疼痛、红肿、硬结等炎症反应。若是轻微的红肿、硬结（直径小于15mm），一般不需任何处理，经过适当休息可自行消退。若是较大的红肿、硬结（直径15~30mm），在24小时内冷敷，减少组织充血，消炎去痛；在24小时后热敷，促进血液循环，消炎消肿。但是要特别注意：卡介苗的局部反应不能热敷，只能冷敷。如果红肿、硬结直径大于30mm或者炎症反应加重，则需及时前往医院就诊。

全身反应通常表现为发热、头痛、头晕、乏力、食欲不振等，一般不需任何特殊处理，加强观察，适当休息即可。如果受种者发热不超过37.5℃，可采用物理方法降温，多喝水，多休息，一般24～48小时便会自行缓解。若发热超过37.5℃或未超过37.5℃但伴有其他全身症状或孩子有异常哭闹等情况，就需及时到医院诊治。

有些受种者接种完疫苗后会发生胃肠道反应，不管是成人还是孩子，均可根据症状对症处理。恶心、呕吐者可服用维生素B_6，腹痛者可服用颠茄片，如果症状持续无缓解，也需及时就诊。

一般反应

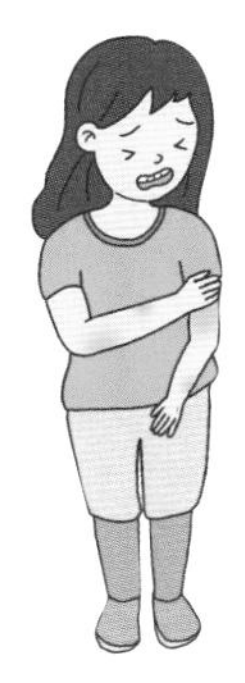

局部反应：接种部位红肿、硬结、疼痛、瘙痒等。

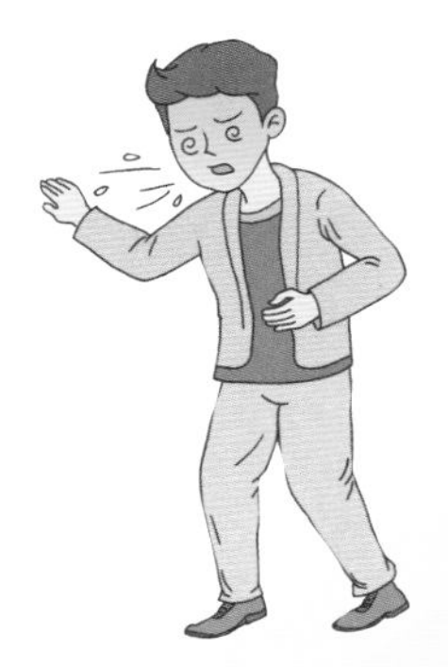

全身反应：发热、腹泻、食欲不振、恶心、呕吐、易激惹等。

说完一般反应，再来说说异常反应。

异常反应临床表现较严重，如过敏性皮疹、血管性水肿、热性惊厥、过敏性紫癜，甚至极罕见的过敏性休克等。尽管其发生后可能会造成受种者组织器官损害，但异常反应发生率极低，通常严重的异常反应发生率仅为（1～2）/百万。当发生异常反应时，需要及时前往正规的医院进行临床处置，绝大多数异常反应经治疗后并不会遗留永久性损害。

为了避免异常反应的发生，接种前一定要如实告知接种医生受种者的健康状况。接种后留观30分钟也至关重要，因为严重异常反应多在接种后30分钟内发生，一旦受种者在留观期出现异常反应，接种单位可快速有效地处置，保证接种安全。

我国出台的相关法律法规对疫苗研发、疫苗生产、疫苗流通和预防接种等各个环节进行了规范监管，以此保证疫苗的安全性和有效性。

参考资料：

［1］袁杰，王振江，赵宁，等.中华人民共和国疫苗管理法释义［M］.北京：中国民主法制出版社，2019.

［2］刁连东.疫苗应用与安全问答［M］.北京：中国

医药科技出版社，2017.

［3］赵俊爱，刘玉琳.充分告知在疫苗接种中的应用［J］.山西医药杂志，2014，43（4）：409-410.

［4］国家卫生健康委员会.国家免疫规划疫苗儿童免疫程序及说明（2021年版）［J］.中国病毒病杂志，2021，11（4）：241-245.

［5］王爱芹，史玉英.预防接种中婴幼儿抱姿对安全注射的影响［J］.医学新知杂志，2011，21（2）：154，156.

［6］唐元.预防接种注意事项的应用体会［J］.中国当代医药，2011，18（4）：120，138.

［7］孙晓东.长三角区域预防接种培训指导手册［M］.北京：中国医药科技出版社，2020.

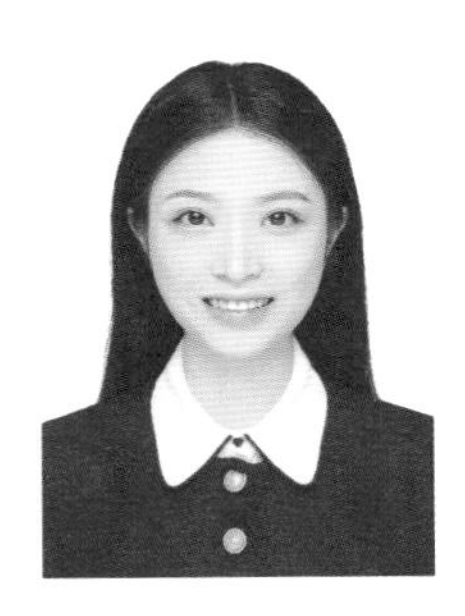

作者简介

周倩　主管医师

四川省疾病预防控制中心免疫规划所

三、疫苗帮你省了多少钱

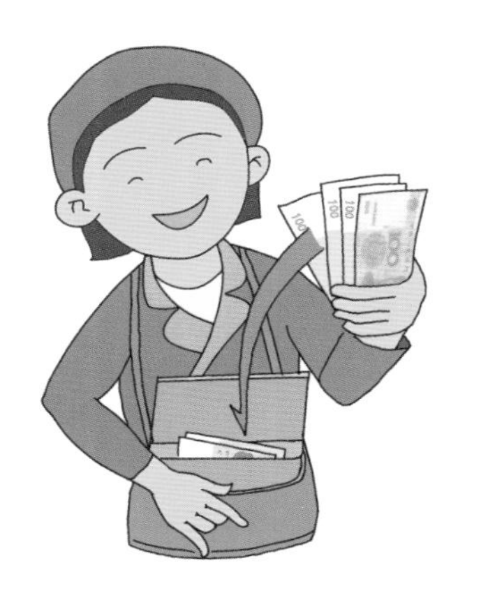

人们热爱投资，如投资基金、投资股票等。但大家有没有考虑过为我们的健康投资？接种疫苗是预防传染病最经济、最有效的手段。下面咱们罗列一些调查实例来算算投资疫苗的经济账。

（一）细菌类疫苗

1.百白破疫苗

有人会对百日咳有一个这样的误解：感染百日咳杆菌后会咳嗽一百天。其实不然，百日咳的特点之一就是病程会持续1~2个月甚至更长，因此有“百日”之称。

百日咳最典型的症状是有阵发性痉挛样咳嗽，但对于3月龄以下的婴儿来说，这种典型症状并不明显，所以容易漏诊、误诊。而且对小于1岁的婴儿来说，他们更容易出现严重的并发症，如肺高压、呼吸暂停，甚至致死。有调查发现，门诊的百日咳患者可能需要花费850元的治疗费用，如果是需要住院的百日咳患儿，平均住院天数达到

10.5天，每例病例在医疗上的花费平均为7105元，小于1岁的婴儿的治疗费用往往会更高。但是接种过百白破疫苗的儿童，即使感染百日咳杆菌，其症状不会那么严重，病程也没有那么长。如果是青少年感染，甚至可能不会出现症状。

白喉主要是对1~5岁的儿童“虎视眈眈”。感染后，患者喉部可以出现典型的白色假膜，如果假膜脱落或是局部水肿，甚至会导致呼吸道堵塞、窒息，危及生命。自我国实施免疫规划后，很多传染病得到了有效的控制，白喉就是其中之一。截至2022年四川省已经连续18年没有白喉报告。目前查阅到的资料仅为1957—1978年的白喉患者资料，将1957—1978年累计的白喉患者的花费按照2011年的标准换算，治疗白喉大约平均需要9800元。

当伤口被污染时，破伤风梭菌通常会借机溜进人们体内，在身体里制造破伤风毒素。破伤风毒素进入神经后，患者仿佛带上了“苦笑面具”，身体反曲呈弓形。如果感染破伤风梭菌后没有及时处理，病死率接近100%。

海南省对当地1996—2001年100例新生儿的破伤风住院患者调查显示，平均每例急性期治疗住院费用约1258.8元，最高一例费用为6641元。2008年，江西省调查发现平均每例新生儿破伤风患者在医疗方面花费3492元，家长的误工费等间接经济损失为1009元，而且越是年龄小的婴幼儿，越需要家长的陪护，造成家长的误工时长越长，所产生的误工费也越多。

百白破疫苗是针对百日咳、白喉、破伤风三种疾病按合适比例配置的混合疫苗。免疫规划的实施，使全国范围内百日咳、白喉和破伤风的死亡率、患病率都明显下降，在减少家庭经济负担的同时，也为儿童、青少年提供了强有力的保护。

百白破疫苗
接种年龄
3、4、5、18月龄
接种剂次
共需接种4剂
预防疾病
百日咳、白喉和破伤风

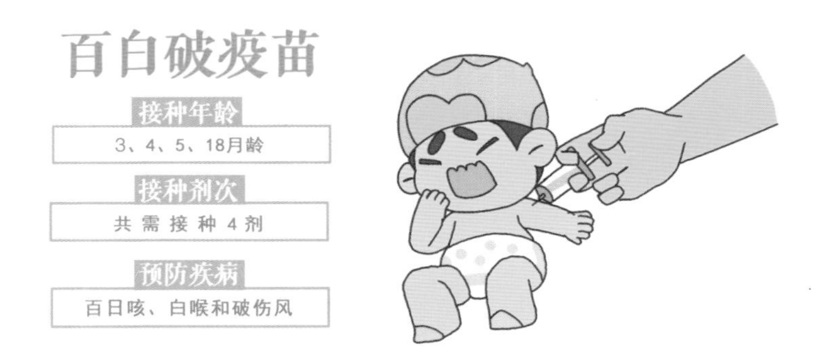

2.卡介苗

一个人频繁地咳嗽、咳痰，手绢上还能见到咳嗽后的血迹，这种古装电视剧常见的“痨病”的画面，描绘的就是我们现在所说的结核病。结核分枝杆菌感染是导致结核病的罪魁祸首。

结核分枝杆菌侵袭肺部会引起肺结核。肺结核作为呼吸道传染病，是仅次于鼠疫、霍乱的传染性极强的疾病，同时它的杀伤力极强，在我国法定的甲、乙类传染病中，肺结核的发病和死亡数排在第2位。结核分枝杆菌也可以从原发感染部位经血液、淋巴扩散到全身各个部位，尤其对于幼龄儿童来说，经血液播散的结核分枝杆菌可以引起粟粒性结核病和结核性脑膜炎这样严重的疾病。对结核病患者入院费用及住院天数的调查显示，1岁年龄组花费住院总费用均值为9300.37元，住院天数均值为44.89天，相较于成人，儿童需要更长的时间、更多的费用来治疗结核病。结核性脑膜炎、支气管结核、肠结核、肺结核等不同类型的结核病相比较而言，结核性脑膜炎的总住院费用均值为14533.21元，花费远远多于其他类型结核病。

卡介苗作为唯一用于预防结核病的疫苗，于1921年投入使用，是目前全球使用时间最长的疫苗，而且它能可靠地预防婴幼儿的结核性脑膜炎和粟粒性结核病。虽然新生儿接种卡介苗后能有多长的保护期目前尚未明确，但是一项长达20年的随访研究发现，接种卡介苗对预防15岁以下的儿童患结核性脑膜炎有82％的保护率。

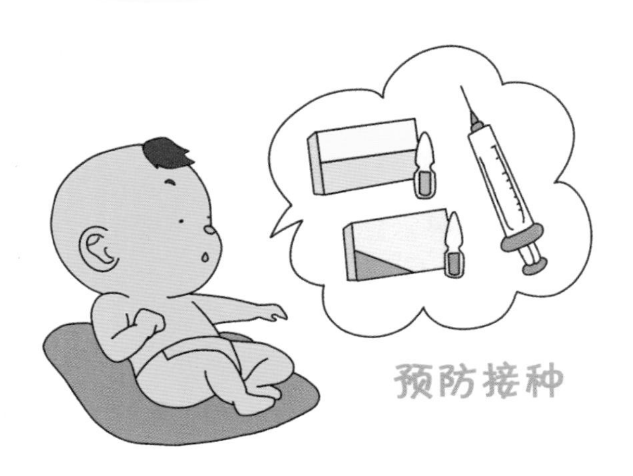

3.流脑疫苗

脑膜炎奈瑟菌看起来很“柔弱”，它怕冷、怕热、怕紫外线，是一种敏感的细菌。但是千万不能小瞧它，特别是对于3月龄~1岁的小朋友。脑膜炎奈瑟菌侵入后，虽然经常隐匿在鼻咽部，但也会扩散到大脑，发病初期症状很像感冒，如咳嗽、流涕、发热，但是它可能在2~3小时后就向我们发起猛烈进攻，导致喷射状呕吐、剧烈头痛、皮肤出现瘀斑瘀点。一定要及时治疗，不然可能危及生命。

贵州省的调查显示，脑膜炎患者在急性期的治疗，不考虑误工费、陪护费、交通费的话，平均每例需花费3244.9元，通常需要15.5天的陪护时间，如果是恢复期的脑膜炎患者，则平均需要32.2天的陪护时间。

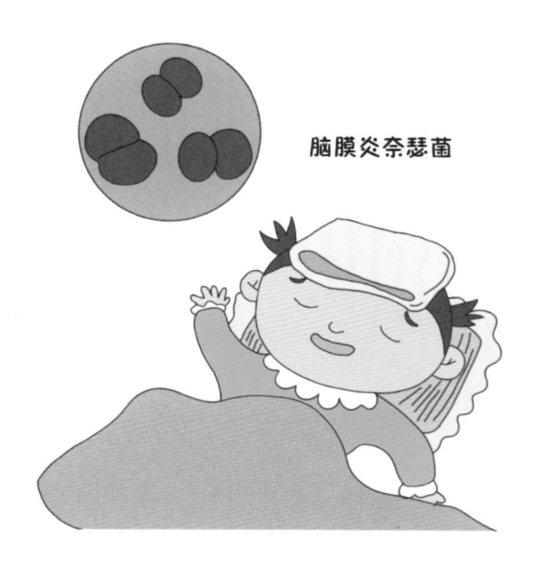

由于脑膜炎奈瑟菌存在多种血清群，而且对于不同的血清群疫苗无法交叉保护，所以只能根据血清群研制对应的疫苗。我国目前上市的疫苗有5种：A群流脑多糖疫苗、A+C群流脑多糖疫苗、A+C群流脑结合疫苗、ACYW135流脑多糖疫苗、AC-Hib疫苗。其中4价的ACYW135流脑多糖疫苗的覆盖面更广，脑膜炎球菌多糖结合疫苗对于两岁以下的儿童效果更好，多糖类的疫苗价格更便宜，但无论是哪一种疫苗，都未发生严重的不良反应，具有良好的安全性。人们可以根据自身实际情况和流行的菌群接种疫苗。

4.b型流感嗜血杆菌疫苗

b型流感嗜血杆菌（Hib）虽然名字里带有“流感”两个字，但它其实是人类呼吸道传染病的常见致病细菌，主要通过飞沫传染儿童，尤其是2岁以下的儿童更容易感染。

Hib平常隐匿在鼻咽部，它的传播以及疾病的发生都是从这里开始。如果直接蔓延，可能引起非细菌性肺炎、结膜炎、中耳炎、鼻窦炎。如果侵袭到其他器官，也可能引起脑膜炎、心肌炎、细菌性肺炎、细菌性蜂窝织炎等，其中最常见的是脑膜炎，Hib引起脑膜炎的患者大概率留有后遗症，如智力迟缓、听觉障碍或癫痫等。对于Hib引起的疾病的治疗以抗生素为主，但国内存在抗生素滥用的现象，抗生素的耐药性成为治疗Hib引起的相关疾病的极大挑战。

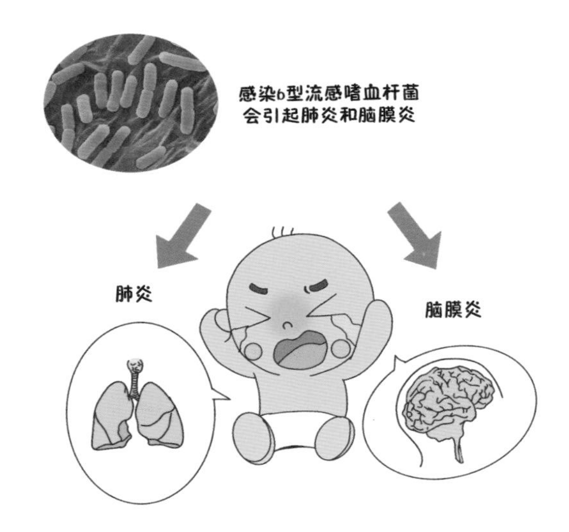

Hib也是社区获得性肺炎的常见病原体。有调查显示，社区获得性肺炎的直接医疗费用均值为11119.31元，因为误工或是请护工要花费的间接医疗费用均值为1005.67元。

对于其他Hib引起的疾病所需要的花费目前国内还缺少更多的调查，但是无论从抗生素的耐药性还是从Hib引起的相关疾病可能的后遗症来讲，Hib对家庭、社会都造成了极大的经济和心理负担。即使Hib引起的相关疾病痊愈，可能获得的自身免疫力也无法有效防护下一次Hib的侵害，所以Hib疫苗接种是需要人们重视的。

5.肺炎链球菌疫苗

肺炎链球菌通常选择口腔、鼻咽部的黏膜作为暂时的“避风港”，正常情况下它是不致病的，但是它很狡猾，一旦免疫力下降就会乘虚而入。它可以引发多种疾病，使身体多个器官受累，被吸入肺内可以引发大叶性肺炎，传播至邻近部位会引发中耳炎或是鼻窦炎，如果进入血液可能引起菌血症，若脑膜等部位受到攻击，严重的可能导致死亡。

上海2011年的调查发现，该地的肺炎患者平均需要住院13天，住院需要花费的平均费用为10971元，而且老年人和儿童相较于其他年龄层更容易患此病。如果发展为脑膜炎，则需要更长的住院时间，而且每次住院的费用达到23322元，约相当于普通肺炎治疗费用的两倍。紧跟其后的则是肺炎链球菌败血症，平均住院费用为18517.39元。这两种比较严重、花费较多的疾病多发生于5岁以下的儿童。

治疗肺炎链球菌性疾病往往需要使用抗生素，但肺炎链球菌耐药性的提高，对治疗疾病产生了很大的阻力，所以接种肺炎链球菌疫苗是一项很有效且经济的方法。目前国内有两种预防肺炎链球菌性疾病的疫苗：23价肺炎链球菌多糖疫苗（PPV23）、13价肺炎链球菌结合疫苗（PCV13）。PCV13预防13种肺炎链球菌血清型引起的疾病，分为国产PCV13和进口PCV13，其安全性和有效性均得到国家认证，两种疫苗适用的儿童接种年龄不同，国产PCV13接种年龄为6周龄~5岁（6周岁以前），进口PCV13接种年龄为6周龄~15月龄。PPV23预防23种肺炎链球菌血清型引起的疾病，不推荐2岁以下的儿童接种，其更适合年老体弱或者特殊人群接种，因为其有效抗体仅维持5年，建议老年人每5年接种一次。

（二）病毒类疫苗

1.人用狂犬病疫苗

短腿的柯基、毛茸茸的萨摩耶、拆家的哈士奇……我们对萌宠的喜爱日益增加，越来越多的家庭养猫狗，这使我们被动物抓伤或咬伤的机会增加。对于狂犬病我们要有足够的认识，特别是被猫狗抓伤、咬伤后，一定要对伤口进行规范的处理。

彻底的伤口处理是很重要的。首先要对伤口进行冲洗，使用肥皂水和流动的清水反复冲洗伤口至少15分钟，冲洗完伤口后用碘伏或是苯扎氯铵对伤口进行消毒。完成基础的伤口处理后应尽快前往犬伤门诊，根据医生判断的暴露

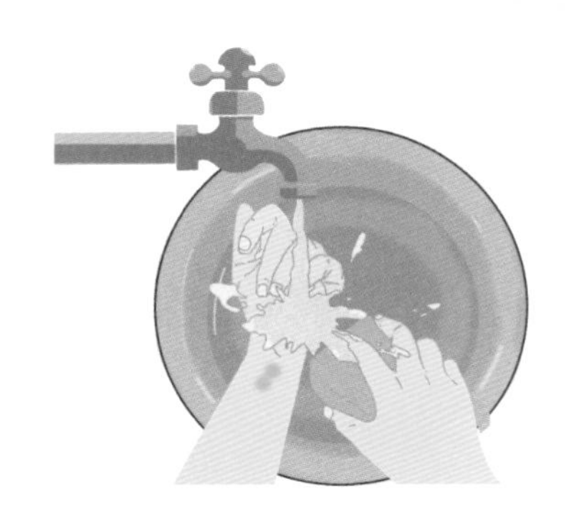

程度采取不同的措施。如果被判定为II级暴露，应立即处理伤口，并按规定接种狂犬病疫苗；如果被判定为III级暴露，应立即处理伤口，按照相关规定接种狂犬病疫苗并使用狂犬病被动免疫制剂（狂犬病人免疫球蛋白、血清）。

我国目前推荐接种的狂犬病疫苗主要有两种接种程序：5针法和4针法（即“2–1–1”程序）。5针法：第0、3、7、14、28天各接种1剂；4针法：第0天接种2剂（左、右上臂三角肌各接种1剂），第7天和第21天各接种1剂，共接种4剂。一项关于5针法的疫苗持久性研究表明，接种后产生的中和抗体有良好的免疫记忆效应及持久性。4针法相较于5针法，第7天血清抗体水平更高，在第14、42天抗体水平没有差异。

我国目前批准上市的狂犬病疫苗有Vero细胞疫苗、人二倍体细胞疫苗、地鼠肾和原代鸡胚细胞疫苗。国内市场主要使用的狂犬病疫苗是Vero细胞疫苗。如果选择接

种Vero细胞疫苗，按照5针全程接种计算，疫苗接种花费400～500元。人二倍体细胞疫苗成本相对较高，按照5针接种需要上千元。严重暴露者需要接种狂犬病人免疫球蛋白，按照体重来计算注射剂量，花费上千元。

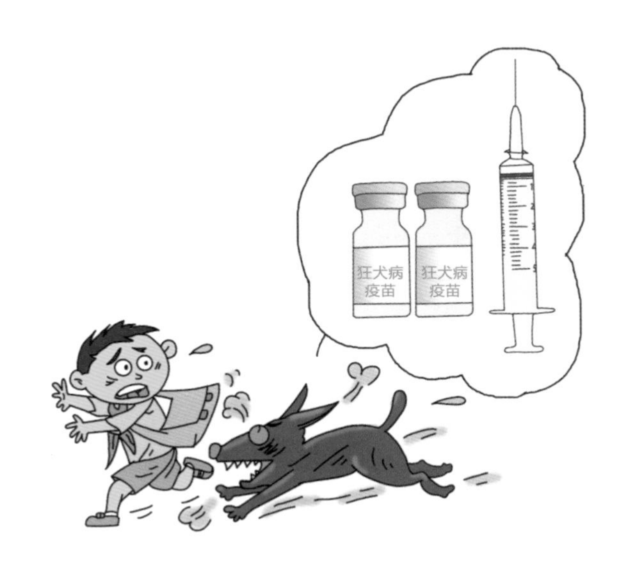

狂犬病的致死率接近100%，而且至今没有特效的治疗方法。所以被猫狗抓伤、咬伤后一定要重视，不要心存侥幸，花几百几千元接种狂犬病疫苗，可能就挽救了无价的生命。

2.流行性感冒疫苗

打喷嚏、流鼻涕、发热，你以为患了普通感冒，也可能患了流行性感冒（流感）。流感是冬春季常见的传染病，全人群对流感普遍易感，相较于普通感冒，流感的全身症状如头痛、全身肌肉酸痛更严重，发热多是39～40℃的高热，多数人可以在一周内自愈，但6月龄～5岁的儿童、60岁以上老年人、孕妇、慢性病患者等高危人群易发展为重症，甚至死亡。2003—2008年的数据显示，65岁以上的老年人流感相关的超额死亡占86%。

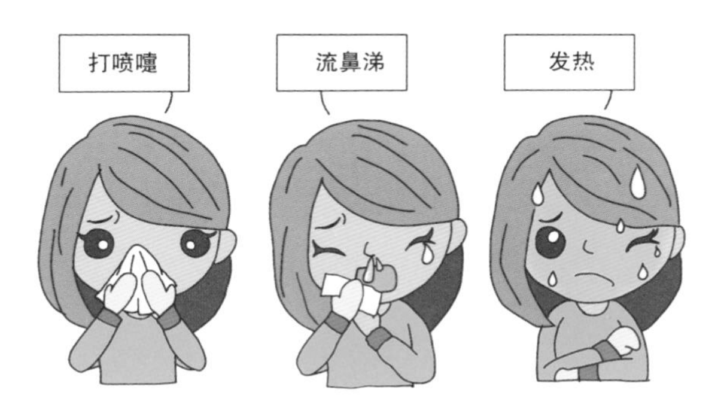

5岁以下的儿童因流感住院的人均直接医疗费用为6072元，老年人的治疗费用更多，有报告显示60岁及以上老年人花费14250.0~19349.1元。一般来讲，老年人如果未接种流感疫苗，住院天数为8.4天左右。有研究发现，接种了流感疫苗后，老年患者住院天数缩短到4.4天左右。

我们也要关注流感的其他影响，比如流感会引起青少年病毒性心肌炎等并发症，引起老年人超额死亡。及时接种流感疫苗是最主要的预防流感的手段。

3.水痘疫苗

水痘俗称“见面传”，这一称呼来源于其特性——具有很强的传染性。2~10岁的儿童是最主要的发病人群。有证据显示，出现水痘病例后，接触患者的易感者90%会发病，很容易造成学校或是托幼机构等人群密集单位水痘的聚集流行，所以发现水痘患者后一定要立即隔离。

水痘不仅对儿童的正常学习生活及健康造成很大的影响，而且除了治疗费用，家长还需花费约10天的时间陪护。对于门诊患者来说，治疗儿童的水痘平均需要240元以及因陪护产生的约500元的误工费。对于需要住院的患者来说，往往需要约1100元的治疗相关的直接费用，以及误工费用约1900元。

水痘是由水痘-带状疱疹病毒感染所引起的传染病，感染后常有发热、头痛、咽喉肿痛等表现，以头部、躯干皮疹为主要特征，如果处理不当，可能会引起肺炎、脑炎，甚至死亡，而且即使水痘好了后，病毒还是能潜伏在体内，日后免疫力下降时又出来“兴风作浪”，引发带状疱疹。

预防水痘最为经济且有效的方法是接种水痘疫苗。国产的水痘减毒活疫苗与国外同类型的疫苗产品的质量相似，安全性和免疫原性均良好。大量资料显示，健康儿童接种水痘减毒活疫苗，发生严重的异常反应的情况是十分罕见的。虽然水痘疫苗接种无法完全保证不会感染水痘，但是按照疫苗的免疫程序接种后，其保护效果达到95%以上，而且这种免疫力会持续10～20年之久，即使接种后仍感染了水痘，也会减轻水痘的症状，同时减少严重并发症的发生。

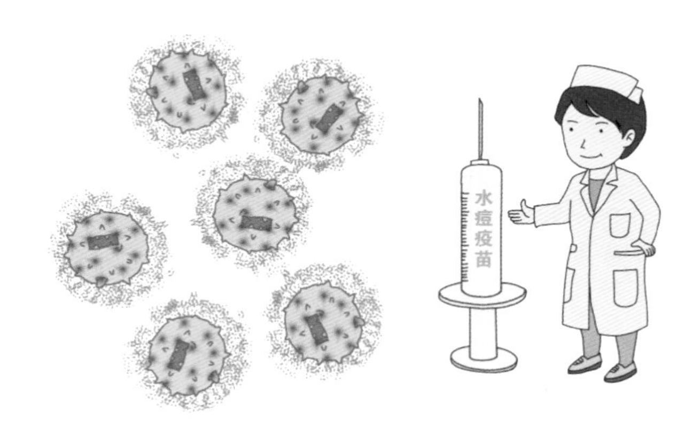

4.带状疱疹疫苗

由水痘–带状疱疹病毒引起的初次感染常常发生在儿童期，康复后该病毒可转移至神经节内潜伏，若免疫力下降或是衰老，之前潜伏的病毒就会卷土重来，引发带状疱疹。

带状疱疹中最影响患者生活质量以及加重经济负担的并发症就是带状疱疹后神经痛。这种疼痛可以是刀割样、针刺样、电击样、烧灼样等，甚至可能多种性质的疼痛并存。很多人疼痛超过1年，更有甚者疼痛长达10年，轻则让患者降低工作效率，重则可能导致注意力不集中、焦虑、抑郁，甚至自杀。

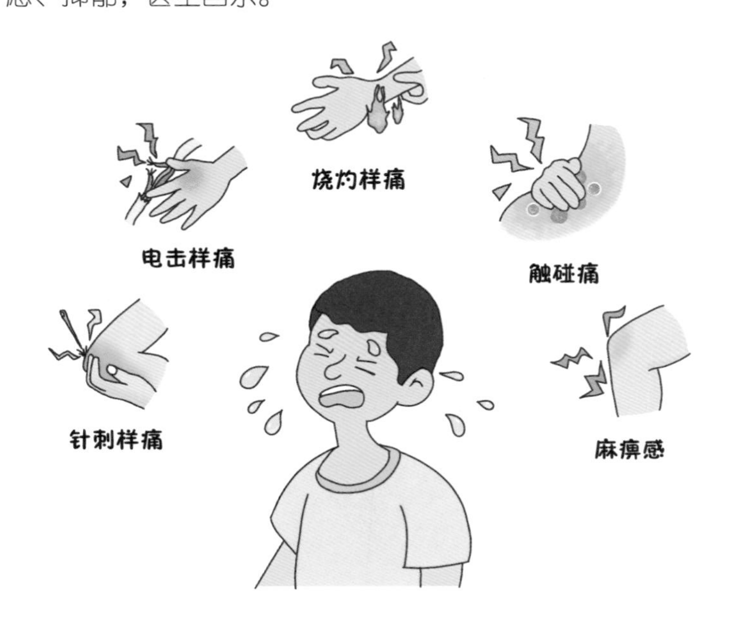

在不考虑误工费和陪护费的情况下，根据北京市2017年的调查，带状疱疹患者就诊人均花费为1614.47元，如果罹患带状疱疹后神经痛，会花费更多，而且随着带状疱疹后神经痛发作时间的延长，需要支付的医疗费用增加，如果带状疱疹后神经痛超过30天，直接的经济负担将达到4142.04元。

目前对于带状疱疹的治疗以抗病毒治疗以及对症治疗为主，尚无有效的治疗手段。近年来，带状疱疹的发病率缓慢上升。接种带状疱疹疫苗是经济且有效的预防手段。

5.乙肝疫苗

“乙肝三部曲”：慢性乙型肝炎（乙肝）逐步发展为肝硬化，到最后发生癌变，导致肝癌。乙肝病毒进入体内后，机体的免疫系统就开始战斗，但不可避免地导致肝细胞的损伤和炎症的发生，反复的炎症，导致肝硬化和肝癌。有研究表明，我国有85%以上的肝癌是与乙肝息息相关的。

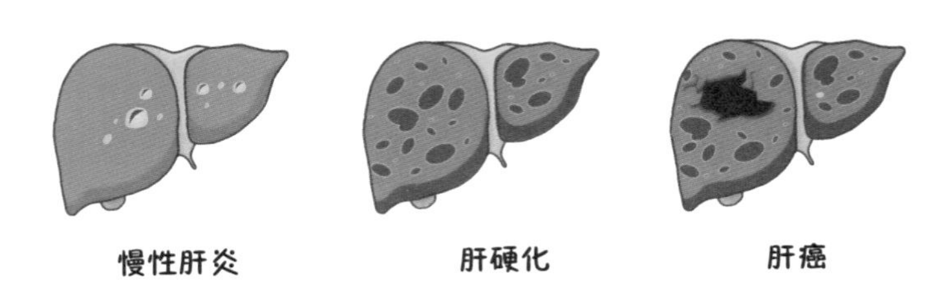

针对我国12个地区的乙肝相关疾病的患者调查发现，住院产生的直接费用平均为18336.1元，产生的误工费和陪护费等间接费用人均约4759.60元，人均住院天数为29.2天。乙肝引起的不同疾病的花费也相当大，如肝移植人均花费160953.30元，重型乙肝花费约41519.50元，肝癌花费约26577.20元，急性乙肝花费约13848.10元。

乙肝没有特殊的治疗手段，而且乙肝的病程长，带来沉重的经济负担，特别是对于新生儿来说，感染乙肝病毒会有很大的风险发展为肝硬化或是肝癌。接种乙肝疫苗则能为我们提供强大的保护罩，但是乙肝疫苗接种后产生的抗体水平会逐年降低，不能永久保卫我们的身体。所以建议成人定期进行乙肝五项检测，及时接种乙肝疫苗。

6.流行性乙型脑炎疫苗

在夏天，人们能美滋滋地吃西瓜、大口吃冰，但是恼人的蚊子随之而来。蚊子的叮咬不仅导致红肿痒痛，还可能传播疾病，流行性乙型脑炎（乙脑）就是蚊子可能传播的严重疾病之一。

乙脑的病死率高、致残率高两大特点需要我们尤其重视。有研究发现，在乙脑患者患病后一年仍然可以发生滞后性的后遗症，比如癫痫发作、抑郁、视神经萎缩，而且这种癫痫难以控制和治疗。

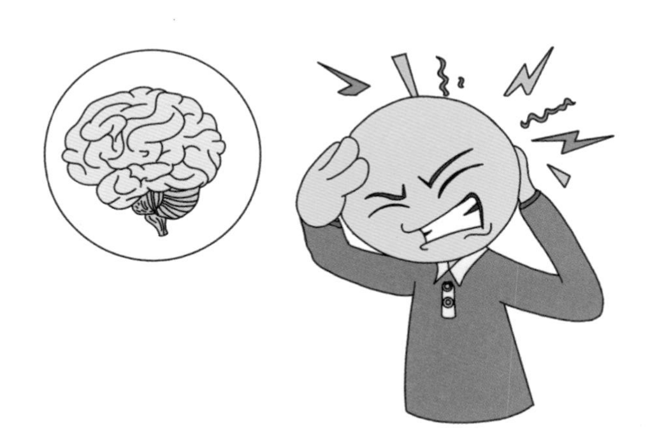

无论是哪个时期的乙脑，都会产生极大的经济负担，成人在急性期的直接医疗费用平均为17959.1元，住院约

16.3天。乙脑患者出院后一年内会因为残存后遗症而再就诊，算上医疗费用、陪护费、误工费，总共平均花费约25084.8元。

目前无论是免费的乙脑疫苗还是自费的乙脑疫苗，其安全性都是有所保证的。安徽省5年连续观察接种乙脑减毒活疫苗1～6岁儿童335941人，除去个别接种儿童局部有红肿、低热的情况，未发现接种乙脑减毒活疫苗后近期及5年后有不良反应，进一步证明了疫苗的安全性。在疫苗选择上需要注意：由于两种疫苗的禁忌证有所差异，如果受种者对硫酸庆大霉素过敏或者存在免疫缺陷、免疫功能低下或正在接受免疫抑制治疗，则需要选择自费的乙脑疫苗。

7.人乳头瘤病毒疫苗（HPV疫苗）

宫颈癌是威胁全球女性的第二大女性恶性肿瘤。有研究证明，99.7%的宫颈癌由高危型人乳头瘤病毒（HPV）感染引起。HPV不仅感染女性，也可能感染男性。HPV按照危险程度分为低危型HPV和高危型HPV。低危型HPV可以导致尖锐湿疣、扁平疣等，高危型HPV持续感染可能进展为宫颈癌、直肠癌、阴茎癌、外阴癌、肛门癌。

宫颈癌从发现、治疗到随访阶段需要极长的时间，给家庭造成严重的经济负担。2018年对全国3000余例患者的研究显示，宫颈癌与宫颈癌癌前病变的人均花费为10156~75716元。2020年新疆对宫颈癌与宫颈癌癌前病变的花费也进行了调查，在诊断、临床治疗、随访阶段，每例患者平均花费910元、105770元和 39765元，合计约146445元。

宫颈癌作为唯一病因明确、可以早期预防的癌症，也被称为“可以被消灭的癌症”。研究发现，接种HPV疫苗并终生筛查2次可以降低76.0%的发病率、81.2%的死亡率，接种HPV疫苗对减轻宫颈癌对女性的威胁有很重大的意义。对于中国女性来讲，15~24岁是第一个感染高峰，最好在第一个感染高峰到来前接种疫苗。目前我国一些城市已经启动为9～14岁少女免费接种HPV疫苗的试点工作。我国最常见的高危型HPV是HPV16和HPV18两种型别。我国的2价、4价和9价HPV疫苗对预防HPV16和HPV18有相同的效力。接种HPV疫苗是十分有必要的，但是接种疫苗并不是一劳永逸的，定期体检，养成良好的生活习惯也是很重要的。

8.轮状病毒疫苗

很多人觉得腹泻是稀松平常的小事，这种轻视可能会危及儿童的生命。轮状病毒是现在全球5岁以下儿童严重脱水性腹泻的首要致病源，可以说3~5岁的儿童几乎都感染过轮状病毒。它常让人措手不及，因为它感染儿童后会默默潜伏1~3天，然后患儿突然开始呕吐、发热，出现暴发性水样腹泻，如果没有及时补液，还会引起脱水、电解质紊乱，特别对于小于1岁的婴幼儿来说，可能会因为轮状病毒胃肠炎而死亡。

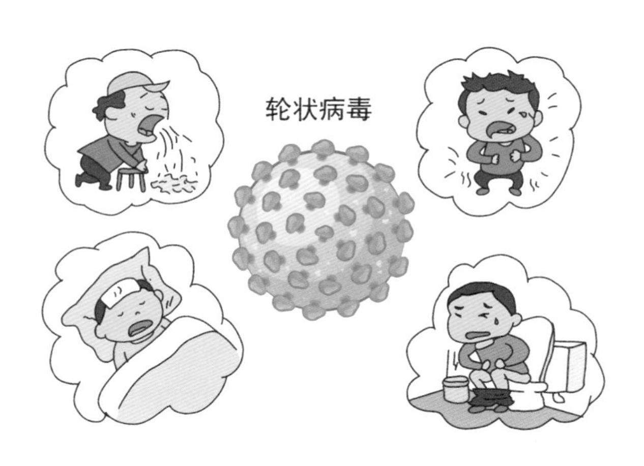

目前尚无治疗轮状病毒胃肠炎的特效药，仅通过口服补液或是输液来对症治疗。若婴幼儿发病，家长会耗费更多时间和金钱来照顾。成都市妇女儿童中心医院调查了该院2017—2018年的病例，患儿平均需要住院5天，医疗费用约为3271元。嘉兴市也对300例患儿进行调查，对于仅门诊就诊的患儿来说，需要花费约1359.23元的医疗费用以及因陪护产生的误工费约354.67元；对于需要住院的患儿来说，算上误工费、交通费以及治疗费，则需要7696.04元。

但当我们及时接种轮状病毒疫苗后，面对轮状病毒，我们就掌握一定的主动权。2020年《儿童轮状病毒胃肠炎预防诊疗专家共识》提出，目前接种轮状病毒疫苗是预防轮状病毒胃肠炎的唯一有效措施。我国目前已上市的两种轮状病毒疫苗为国产的单价口服轮状病毒减毒活疫苗和进口的5价轮状病毒减毒活疫苗，都是安全有效的。可以根据儿童的年龄以及两种疫苗的禁忌证选择。进口的5价轮状病毒减毒活疫苗对年龄限制比较严格，需要在6～12周龄服用第1剂，错过这个时间段可以选择国产的单价口服轮状病毒减毒活疫苗。

9.脊髓灰质炎疫苗

脊髓灰质炎俗称小儿麻痹症，是通过消化道传播的急性传染病。其最严重的危害是会攻击中枢神经系统。

在脊髓灰质炎的不同时期，患儿的花费有所不同。急性期人均花费约1612.58元，恢复期人均花费约621.87元，残留麻痹期人均花费约1112.16元。这些花费是基于1993年的经济水平所言，也就是说，仅在1993年就需要花费上千元来治疗、康复以及矫治。脊髓灰质炎带来的不仅是家庭的经济负担，而且给患儿带来极大的心理负担，严重影响日常社会交往。

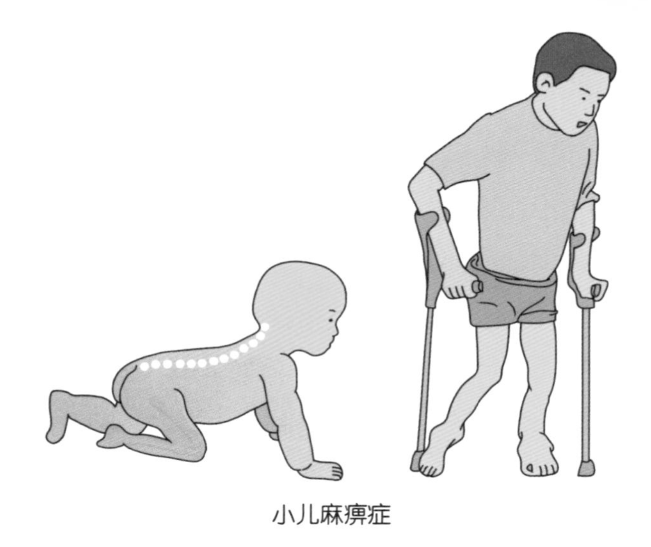

小儿麻痹症

目前最有效的方法是接种脊髓灰质炎疫苗。自1988年全球实施消灭脊髓灰质炎行动以来，全球脊髓灰质炎发病率显著下降。脊髓灰质炎是继人类消灭天花后有望通过预防接种消灭的第二个传染病。

10.麻腮风疫苗

如果在口腔峡黏膜上发现了针尖大小的白点，周围还伴有红晕，那可能是柯氏斑（Koplik斑），这是早期诊断麻疹的标志。麻疹多见于儿童，无并发症的单纯麻疹一般预后比较好，而且患儿能获得持久的免疫力，很少第二次发病。2007年深圳市对14岁以下儿童的监测显示，麻疹约造成1063.9元的经济负担。麻疹最主要的危害是患病后引起的并发症，如肺炎、支气管炎、神经系统病变，而且可能留下精神上的后遗症。在使用麻疹疫苗前，麻疹的发病率几乎和出生率相当，但随着疫苗的广泛使用，麻疹的发病率断崖式下降。

腮腺炎民间俗称“猪头病”。人感染腮腺炎病毒后，常以耳垂为中心，逐渐向四周开始肿大，感觉疼痛，张嘴时可能更痛，所以孩子往往不愿意张嘴吃饭。深圳市2007年的调查问卷显示，治疗腮腺炎花费约759.1元。虽然腮腺炎是一种自限性疾病，但还是不能掉以轻心，因为存在其他并发症风险，如卵巢炎、睾丸炎、病毒性脑炎等。

风疹最典型的临床特征是出现“三后淋巴结肿大”，即耳后淋巴结肿大、枕后淋巴结肿大、颈后淋巴结肿大。儿童往往是病毒的主要目标，但是在儿童症状较轻的情况下往往会被忽视，从而引起校园内风疹病毒的传播流行。根据2007年深圳市对风疹疾病负担的调查，治疗风疹花费约935.5元。值得注意的是，风疹病毒还有一项特殊技能，它可以感染孕妇，通过胎盘传染给胎儿，造成先天性风疹。先天性风疹的危害极大，可能造成胎儿畸形、死胎或是流产。所以风疹的早期预防十分重要。育龄期女性可以接种风疹疫苗，但是接种后3个月内要避免受孕。

麻疹、风疹和流行性腮腺炎的一大共同点就是仅在人与人之间传播。接种麻腮风疫苗是目前公认的最好的控制这三种疾病的方法。

11.EV71疫苗

EV71是引起手足口病的罪魁祸首，5岁以下的儿童是高发易感人群。患儿大多症状轻微，一般轻症的手足口病病程持续1周左右，门诊患者平均花费约857.8元，住院患者人均经济负担约为3037.7元。但也有少数感染EV71的患者并发脑膜炎、心肌炎，个别患者可能病情进展迅速甚至死亡。以2011年上海市宝山区的调查为例，重症患者人均花费上万元，是当时该地月平均工资的2.3倍。而且目前没有特效药治疗手足口病，所以接种EV71疫苗是最经济的手段，可以显著减少手足口病重症和死亡的发生。

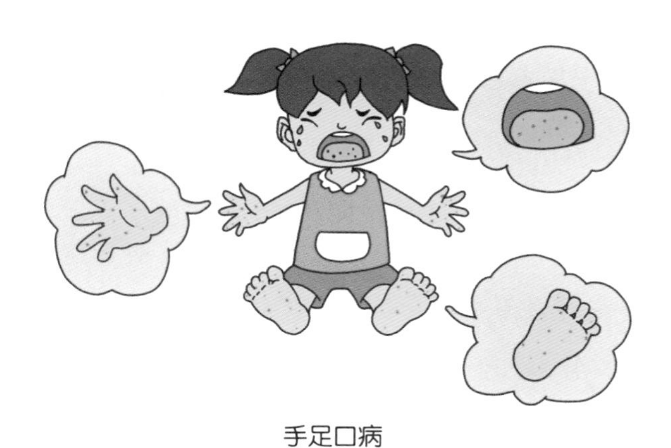

手足口病

参考资料

［1］黄海涛，张颖，李永成，等.天津市不同监测模式下百日咳经济负担的调查研究［J］.疾病监测，2014，29（8）：604-607.

［2］贾成梅，陶红，黄红玉，等.江苏省百日咳、新生儿破伤风疾病经济负担分析［J］.江苏卫生保健，2009，106（6）：6-7.

［3］王宜果，袁有华，封彦松.西峡县控制白喉社会经济效益分析［J］.中国农村卫生，2012，（z2）：21-22.

［4］王春雷，孙莲英，符振旺，等.海南省消除新生儿破伤风成本—效益分析［J］.中国热带医学，2002，2（2）：3.

［5］王良辉，王小万.2975例结核病出院患者的基本特征与费用分析［J］.当代护士（学术版），2007（10）：4-7.

［6］王真行，陈敏.WHO关于白喉疫苗意见书［J］.国际生物制品学杂志，2006，29（6）：258-260.

［7］张丽，蒋凤，管庆虎.贵州省使用脑膜炎球菌多糖疫苗的成本效益分析［J］.中国疫苗和免疫，2017，

23（4）：369-374.

［8］吴疆.中国脑膜炎球菌疫苗预防接种专家共识［J］.中华预防医学杂志，2019，53（2）：141-145.

［9］邸明芝，曹迎，黄辉，等.248例成人社区获得性肺炎病例疾病负担调查［J］.现代预防医学，2014，41（14）：2560-2562，2584.

［10］宁桂军.世界卫生组织关于b型流行性感冒嗜血杆菌结合疫苗的立场文件（2013年7月）［J］.中国疫苗和免疫，2014，20（1）：87-89.

［11］宋圣帆.肺炎链球菌疾病费用研究与七价肺炎球菌结合疫苗的卫生经济学评价［D］.上海：复旦大学，2013.

［12］袁平.2012年世界卫生组织关于肺炎球菌疫苗的立场文件［J］.中国疫苗和免疫，2012，18（6）：566-569.

［13］周航，李昱，陈瑞丰，等.狂犬病预防控制技术指南（2016版）［J］.中华流行病学杂志，2016，37（2）：139-163.

［14］董振英，吴疆，褚天新，等.流行性感冒疫苗保护效果和成本效益分析［J］.中华流行病学杂志，2003，24（1）：80.

［15］王铁强，郑庆鸣，吴云杰，等.广东省深圳市

学龄儿童水痘病例的疾病经济负担调查［J］.疾病监测，2021，36（10）：1092-1095.

［16］王红增，吴明.北京市西城区带状疱疹就诊患者直接经济负担研究［J］.国际病毒学杂志，2017，24（4）：242-247.

［17］宁桂军，殷大鹏.世界卫生组织关于水痘和带状疱疹疫苗的立场文件（2014年6月）［J］.中国疫苗和免疫，2014，20（6）：562-567.

［18］徐文体，王奇凡.带状疱疹及带状疱疹后神经痛流行病学及经济负担研究进展［J］.天津医药，2018，46（5）：552-556.

［19］李晓强，许红霞，樊学敏，等.乙肝相关疾病住院病人经济负担及影响因素分析［J］.现代预防医学，2012，39（8）：1871-1874，1877.

［20］马起山，梁森，肖和卫，等.中国12个地区乙型肝炎相关疾病住院患者经济负担调查［J］.中华流行病学杂志，2017，38（7）：868-876.

［21］尹遵栋，黄振水，刘桂芳，等.部分地区成人流行性乙型脑炎病例经济负担调查分析［J］.中国疫苗和免疫，2013，19（4）：332-335，340.

［22］丁玎，洪震，王蓓，等.流行性乙型脑炎的远期后遗症［J］.神经疾病与精神卫生，2002（5）：259-262.

[23] 周本立，贾丽丽，许先兰，等.流行性乙型脑炎减毒活疫苗大面积接种后安全性和流行病学效果的5年观察[J].中华流行病学杂志，1999，20（1）：39-42.

[24] 刘文婷，李艺星.世界卫生组织关于流行性乙型脑炎的立场文件（2015年2月）[J].中国疫苗和免疫，2015，21（6）：716-720.

[25] 李甜甜，夏建红.HPV感染相关疾病负担及综合防控措施[J].中国妇幼健康研究，2022，33（2）：126-130.

[26] 李海涛，王岩，沈谷群，等.宫颈癌与癌前病变患者的经济负担研究[J].预防医学，2022，34（4）：350-356.

[27] 胡尚英，乔友林.2017年WHO HPV疫苗立场文件的解读[J].中华预防医学杂志，2018，52（5）：464-468.

[28] 甘正凯，何寒青，周建红，等.嘉兴地区5岁以下儿童轮状病毒腹泻的疾病负担[J].国际流行病学传染病学杂志，2022，1（1）：22-26.

[29] 陈紫筠.轮状病毒肠炎患者疾病负担调查及分析[J].家有孕宝，2020，2（20）：104.

[30] 江丽君.WHO关于轮状病毒疫苗的意见书[J].微生物学免疫学进展，2014，42（3）：76-82.

［31］长三角免疫规划一体化项目组，中华医学会感染病学分会儿童感染和肝病学组.儿童轮状病毒胃肠炎预防诊疗专家共识（2020年版）［J］.中华预防医学杂志，2020，54（4）：392-405.

［32］戴斐，张荣珍.脊髓灰质炎所致的经济负担［J］.中华流行病学杂志，1996，17（3）：169-171.

［33］郭世成，梁晓峰，左树岩.2004年全国麻疹风疹流行性腮腺炎经济负担调查分析［J］.中国疫苗和免疫，2008，14（1）：32-36.

［34］何长华，曹继琼.麻疹病原学和流行特征及临床表现的变化［J］.预防医学情报杂志，2014，30（9）：788-793.

［35］刘卫民，何梅英，付丹凤，等.深圳市儿童麻腮风三联疫苗免疫的成本-效益分析［J］.实用预防医学，2009，16（6）：1766-1768.

［36］赵丽娜，李江嵘，陈玉娟，等.云南省2015—2017年流行性腮腺炎经济负担调查［J］.中国疫苗和免疫，2021，27（2）：177-179，195.

［37］樊天赐，钱小慧.儿童手足口病疾病负担调查［J］.江苏卫生事业管理，2018，29（11）：3.

［38］姜铭波，陆瑾，牟文，等.手足口病疾病负担和EV71疫苗的研究进展［J］.上海预防医学，2016，

28（6）：3.

［39］张伟伟.江苏省部分地区婴幼儿EV71/CoxA16感染的流行特征及手足口病经济负担研究［D］.南京：东南大学，2012.

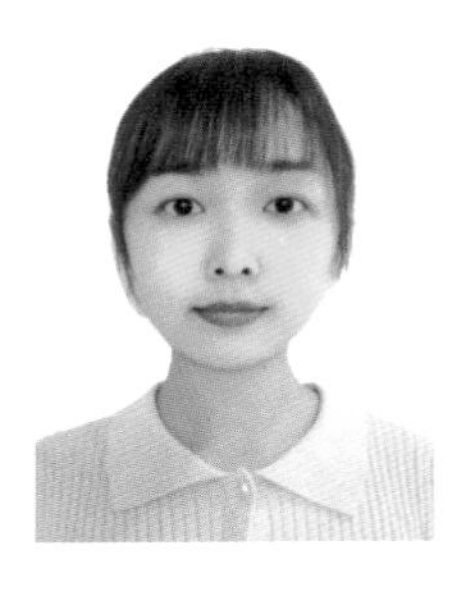

作者简介

吕佳君

四川省疾病预防控制中心免疫规划所

第四章　疫苗的研发进展

导读

事物总是处在不断变化发展之中。疫苗作为人们对抗疾病的有力武器，也在人类与疾病的长期斗争中不断发展，形成了庞大的疫苗家族，它们有的拥有悠久的历史，有的拥有创新的技术，有的即将成为明日之星。本章将为大家介绍疫苗研发的新成果：重组载体疫苗和核酸疫苗。

在人类与疾病的漫长斗争中，各种各样的病原微生物在不断变化，它们尝试进化出更加高明的手段，以骗过我们的守护者免疫系统，给健康造成损害。

传统的疫苗如减毒活疫苗、灭活疫苗、亚单位疫苗等在这场人类与疾病的战争中起到了重要作用，如消灭天花、控制脊髓灰质炎和麻疹等。但是近几十年来，埃博拉病毒、冠状病毒等新的病原微生物的出现导致新发突发传染病的流行，使世界面临着疫情大暴发的危险。目前，对于多数新发传染病并没有特异的治疗药物，这使得接种疫苗成为有效控制疫情并消灭传染病的终极武器。但是由于病原微生物的变异能力以及目前对其致病机制和免疫机制的研究比较缺乏，传统疫苗的应用受到限制，这给疫苗的研发工作带来了不小的挑战。但也正因为如此，给重组载体疫苗、核酸疫苗等新疫苗技术的发展带来了机遇。

进入21世纪，随着生物技术的不断进步，科学家对疫苗的研究已经不仅仅局限于病原微生物及其产物本身，分子生物学技术的进步使人们能在体外生产抗原，但不管是基于体外合成抗原物质制成的亚单位疫苗，还是利用基因技术敲除毒力相关基因片段制成的新型减毒活疫苗，这些传统疫苗的应用仍有局限性。于是科学家将眼光转向我们身体本身。我们每个人的身体里都有无数的细胞工厂，能不能利用我们身体的细胞工厂来“制造”抗原物质呢？可以的话，让身体的免疫系统对这些自行“制造”的抗原物质产生免疫反应从而达到预防疾病的目的。

一、重组载体疫苗

在我们每个人的身体里，每个细胞都像一座工厂，每天夜以继日地开足马力生产着我们每天所需要的各种机体蛋白质。我们的免疫系统就像工厂的守卫，保护工厂免受病毒入侵的困扰。如果真的有病毒进入了细胞工厂，会发生什么呢？在回答这个问题之前，我们先看看病毒的结构。

病毒的结构大同小异，基本上都是外面为结构蛋白质（可以理解为病毒外套），里面包裹着病毒的遗传信息。当病毒进入细胞工厂后，就会释放由病毒外套包裹的遗传信息，然后利用细胞工厂的生产线，合成病毒外套，复制自己的遗传信息，组装成新的病毒。

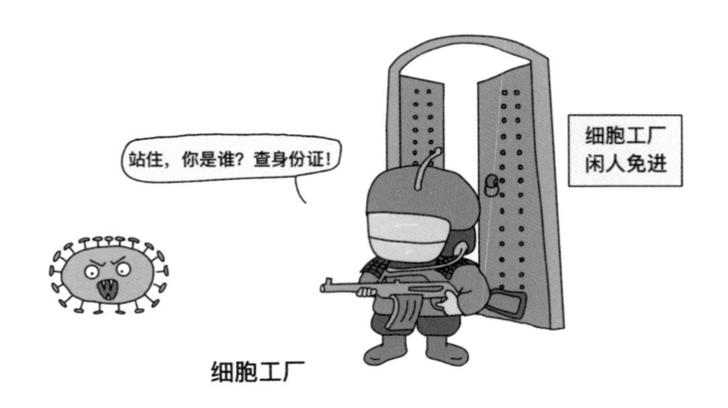

细胞工厂

重组载体疫苗正是利用了病毒的这一特性，使用减毒的病毒株或者非复制型病毒作为载体，然后把我们想预防疾病的遗传信息插入其中使之表达。重组载体疫苗属于活疫苗的一种。换句话说，重组载体疫苗其实就是新的病毒，暂时叫它病毒C吧。把致病病毒A的部分基因植入不致病的弱病毒B里，重组成新病毒C。这个病毒C拥有A的长相，却和B一样弱。

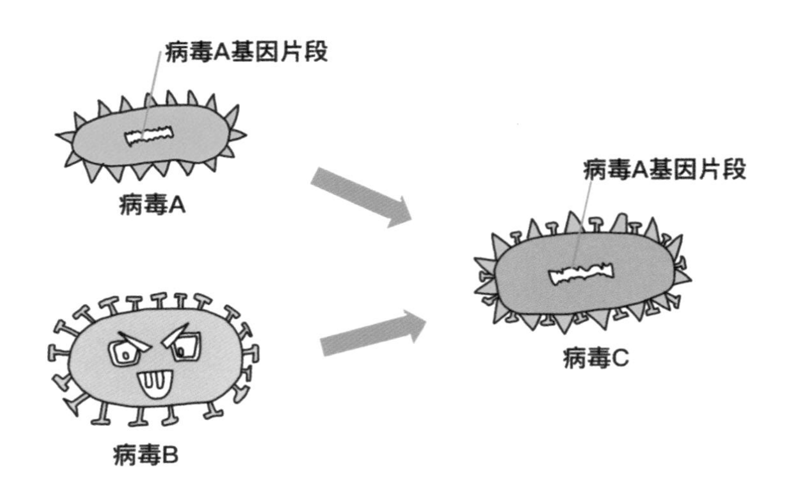

想象一下，这样的重组载体疫苗注入身体后，就会悄咪咪地进入细胞工厂，利用工厂的生产线和致病病毒A的部分基因，生成披着病毒A的外套但是不致命的弱病毒C，简单来讲，产出的是“武大郎”，但是这个“武大郎”却有着“施瓦辛格”的皮肤包。虽然“武大郎”的战斗力很低，但是之后我们的身体却会对“施瓦辛格”产生免疫力。如果以后“施瓦辛格”入侵细胞工厂，我们的免疫系统就能很快地识别并消灭它。

重组载体疫苗的优势在于兼有常规活疫苗和灭活疫

苗的优点：具有活疫苗免疫效力高、成本低的特点及灭活疫苗安全性好的特点。这是疫苗研制和开发的主要方向之一。目前国外已研制出以腺病毒为载体的乙肝疫苗、以疱疹病毒为载体的新城疫疫苗等。2021年2月，由我国军事科学院军事医学研究院陈薇院士团队研制的“重组新型冠状病毒疫苗（5型腺病毒载体）”在国内附条件上市，在新型冠状病毒感染疫情防控工作中发挥了重要的作用，切实保护我们的身体免受新型冠状病毒的侵扰。

二、核酸疫苗

其实重组载体疫苗也有缺点，比如载体可能受到身体内预存抗体的影响，从而在到达细胞工厂之前就被免疫细胞消灭，无法达到想要的免疫效果，并且以病毒或者细菌作为载体可能有潜在的风险。前面讲到，病毒基本上都是由外面的结构蛋白质（病毒外套）加上里面包裹的遗传信息所组成的，病毒外套是免疫细胞主要识别的标志物，也就是说，免疫细胞见到这种病毒外套就会大开杀戒。

我们不妨开动脑筋想一下，细胞工厂内有生产病毒外套所需的所有材料，只将我们想预防疾病的遗传信息送进去就可以了，然后细胞工厂依据病毒的遗传信息生产病毒外套，最后病毒外套被免疫系统捕获并识别，从而引起相应的免疫反应，提高免疫系统的警惕性。以上就是核酸疫苗的设计原理。

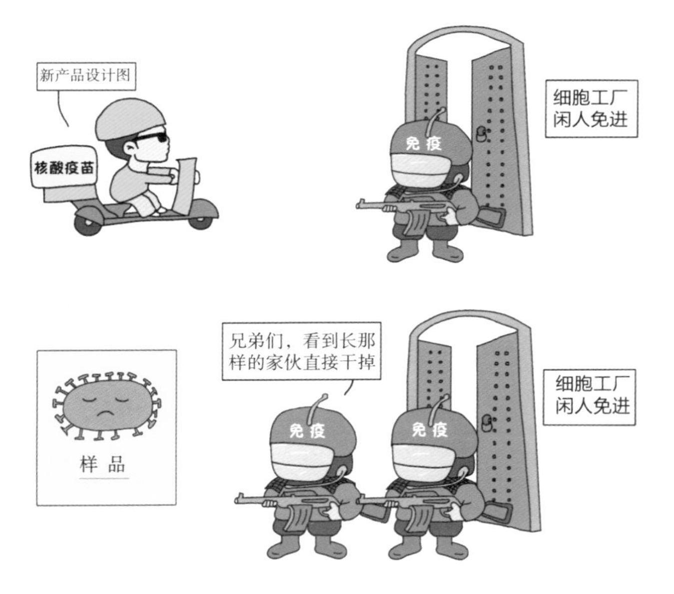

核酸疫苗可以分为DNA疫苗和RNA疫苗。与重组载体疫苗不同，核酸疫苗不需要借助病毒或者细菌作为载体，而是将编码有抗原蛋白（病毒外套）的DNA或RNA序列导入人体内，然后直接在人体细胞内表达出抗原蛋白，进而诱导机体产生免疫应答，以达到预防和治疗疾病的目的。显而易见，与传统疫苗相比，核酸疫苗无发生感染的风险，也不存在散毒、病毒污染发生的可能。已有临床研究验证其免疫原性较好、免疫保护力强。此外，由于核酸疫苗生产特点与编码的蛋白种类无关，开发不同的疫苗无需建立新的生产、纯化方法和新的生产设施，因此核酸疫苗的生产方式简单、效率高、成本低，便于运输和储存。

从核酸疫苗的概念提出至今，核酸疫苗在人类及动物中产生预防和治疗作用的研究报道不断增加，目前已有两种对传染病的预防性疫苗、一种对黑色素瘤的治疗性疫苗和一种促生长激素的基因治疗生物药被批准上市用于动物（表4-1）。此外，还有近百种人用核酸疫苗进入Ⅰ期、Ⅱ期和Ⅲ期临床试验，其中的大部分被用于预防和治疗恶性肿瘤（表4-2）。

表4-1　已被批准上市的兽用核酸疫苗

商品名	动物	国家	年份
West Nile InnovatorTM	马	美国	2005
Apex-IHNTM	大马哈鱼	加拿大	2005
LifeTideTMSW5	待产母猪	澳大利亚	2007
OnceptTM	狗	美国	2007

表4-2　进入临床试验的核酸疫苗预防或治疗的疾病

预防或治疗的传染病	治疗的恶性肿瘤
HIV感染和艾滋病	B细胞淋巴瘤
流感病毒感染和流行性感冒	前列腺癌
乙型肝炎病毒感染和乙型肝炎	黑色素瘤
埃博拉病毒感染	肺癌

续表4-2

预防或治疗的传染病	治疗的恶性肿瘤
麻疹病毒感染和麻疹	肝癌
重症急性呼吸道感染综合征	肾癌
人多瘤病毒感染和宫颈原位前癌	宫颈癌

不可否认的是，核酸疫苗与传统疫苗相比优势巨大，在一定程度上代表着下一代疫苗的研发方向。但是作为新一代技术，核酸疫苗在维持疫苗稳定性、完善接种途径等方面仍有技术难题需要攻克。此外，有实验发现核酸疫苗可能诱导自身免疫反应，导致机体产生免疫耐受。最重要的是，对于外源性DNA是否能整合到宿主基因组等尚不清楚。但随着技术的不断进步和实验数据的不断积累，我们终将克服这些难题，相信核酸疫苗终有扬名战场的一天。

参考资料：

[1] 杨晓明.当代新疫苗[M].北京：高等教育出版社，2019.

[2] 范红，于振行，苏月，等.疫苗技术的研究进展和分析[J].中国新药杂志，2019，28(14)：1665-1669.

［3］杨会强，刘兰军，葛永红.新发传染病及疫苗新技术［J］.中国新药杂志，2020，29（21）：2450-2458.

［4］BERGMAN P J，CAMPS-PALAU M A，MCKNIGHT J A，et al.Development of a xenogeneic DNA vaccine program for canine malignant melanoma at the Animal Medical Center［J］.Vaccine，2006，24（21）：4582-4585.

［5］郭杨，林华，秦勇，等.浅谈不同类型疫苗的研发进展［J］.医师在线，2021，14（8）：380.

［6］郭杨，方刚.DNA疫苗研究进展［J］.微生物学免疫学进展，2013，41（5）：64-68.

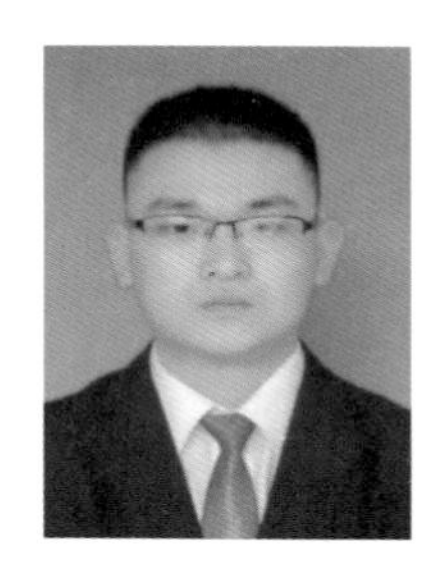

作者简介

张恺　医师

四川省疾病预防控制中心免疫规划所